Zuckerfrei leben

Zuckersucht beenden
Gesund leben ohne
Zucker
Zuckerfreie Ernährung

Bonus:

Das Experiment! Bin ich zuckersüchtig?

Dein Ernährungscoach
&
Susanne Schrader

1. Auflage

ISBN: 978-1731457509

Inhaltsverzeichnis

Vorwort

Liebe Leserin, lieber Leser, es freut mich sehr, dass du dir unseren Ratgeber gekauft hast.

Bereits in meinen vorangegangenen Büchern habe ich dir mehr über mich und meine Geschichte erzählt, so dass ich an dieser Stelle nur noch einmal kurz darauf eingehen möchte.

Ich bin ein Mensch, der noch vor wenigen Jahren selbst übergewichtig, energielos und unglücklich war. Mittlerweile habe ich aber mein gesamtes Leben um 360° gewandelt. Ich habe über 20 Kg Fett abgebaut, über 10 Kg Muskeln aufgebaut und mir ein Leben nach meinen eigenen Vorstellungen gestaltet. Hierfür habe ich in wenigen Jahren sämtliche Studien und Bücher über die Themen Ernährung und körperliche Fitness studiert und Schritt für Schritt umgesetzt. All mein theoretisches Wissen möchte ich nun mit dir teilen, damit du nicht die gleichen Fehler machst wie ich und schneller Erfolge erzielst.

Aber bitte mach dir keine Sorgen, dass ich dir in meinem Ratgeber irgendein theoretisches bzw. wissenschaftliches Manifest darbiete. Nein! Ich bin ein großer Fan von praktisch anwendbaren Methoden und Strategien. Dennoch finde ich es sehr wichtig, nicht nur meine Erfahrungen aus der Praxis mit dir zu teilen, sondern dir auch wissenschaftlich fundiertes Wissen zu vermitteln.

Ich versuche somit in meinen Ratgebern stets das Beste aus beiden Welten zu vereinen und daraus den größtmöglichen Nutzen für dich abzuleiten.

Auch meine Erfahrungen aus der Praxis beruhen auf jahrelanger Zusammenarbeit mit Menschen, die auch eine klare Entscheidung dafür getroffen haben, ihr Leben zu verändern.

Denn, da ich selbst durch meine eigene Veränderung ein zweites Leben geschenkt bekommen habe, habe ich mich dafür entschieden, auch den Menschen in meinem Umfeld zu solch einer positiven Veränderung zu verhelfen.

Nachdem ich zunächst nur mit wenigen Freunden und Familienmitgliedern zusammengearbeitet habe, sprach sich schnell herum, welch großartige Ergebnisse Menschen mit Hilfe meiner Unterstützung erzielen konnten, so dass immer mehr Menschen auf mich zukamen und um meine Unterstützung baten.

Unser Körper ist ein auf höchste Effizienz getrimmter Organismus, innerhalb dessen Tag für Tag unendlich viele Prozesse ablaufen. Hierbei handelt es sich um diverse Prozesse, die z. B. für den Abbau von Körpersubstanz (u. a. Fettzellen), verantwortlich sind.

Ich glaube nicht, dass ich ein Übermensch bin, der andere Menschen in kürzester Zeit verwandeln kann. Nein, das sicherlich nicht. Allerdings habe ich gelernt, welches die wichtigsten Trigger in der menschlichen Psyche sind, um eine dauerhafte Verhaltensveränderung herbeizuführen.

Mittlerweile habe ich über hunderte Menschen erfolgreich gecoacht und ihnen dauerhaft zu ihrem Wunschgewicht verholfen.

Um sich allerdings dauerhaft verändern zu können, ist es in meinen Augen von elementarer Bedeutung, die Grundlagen der Ernährung zu verstehen und die Funktionsweise der zentralen Prozesse in unserem Körper zu kennen.

In diesem Ratgeber habe ich mir etwas ganz Besonderes für dich überlegt. Neben der Tatsache, dass ich selbst Ernährungscoach und Fitnesstrainer bin, habe ich natürlich auch engen Kontakt zu sehr vielen weiteren Experten in diesen Themengebieten.

Zu diesen Kontakten zählt unter anderem auch **Susanne Schrader**, eine Kollegin und mittlerweile gute Freundin. Susanne ist Ernährungswissenschaftlerin und hat in den vergangenen Jahren eine unglaubliche Expertise über das Thema Zucker aufgebaut, so dass sie dir viel mehr darüber erzählen kann, als ich es jemals könnte.

Daher bin ich wirklich sehr stolz und glücklich darüber, dass ich Susanne als Autorin für diesen Ratgeber gewinnen konnte.

Bevor ich nun noch weitere Worte verliere, übergebe ich das Wort an Susanne und wünsche dir viel Spaß und jede Menge neue Erkenntnisse über die Themen **„Zuckerfrei Leben & Zuckersucht beenden“**.

Hallo liebe Leserin, lieber Leser, bevor ich tiefer in das Thema eintauche, möchte ich zunächst einmal die Gelegenheit nutzen, um mich kurz vorzustellen.

Ich bin Susanne Schrader, leidenschaftliche

Ernährungswissenschaftlerin.

Seit mittlerweile über sechs Jahren forsche ich über die Themen Gesundheit & Ernährung für das private Institut **Nutrition & Health Academy**. Wir haben uns auf die Fahne geschrieben, Mythen und Unwahrheiten der Lebensmittelindustrie aufzudecken.

Dabei konzentrieren wir uns allerdings nicht nur auf rein wissenschaftliche Untersuchungen, sondern versuchen dieses Wissen durch konkrete & praktische Handlungsempfehlungen für alle Menschen zugänglich zu machen. Unsere Mission ist es, das Leben von anderen Menschen positiv zu beeinflussen und ihnen dabei zu helfen, ihr Leben zum Besseren zu verändern.

Gemeinsam freuen wir uns sehr, dass auch sie sich dazu entschlossen haben, eine Wende in ihrem Leben herbeizuführen und ihr Leben zum Besseren zu verändern.

Susanne Schrader & Dein Ernährungscoach

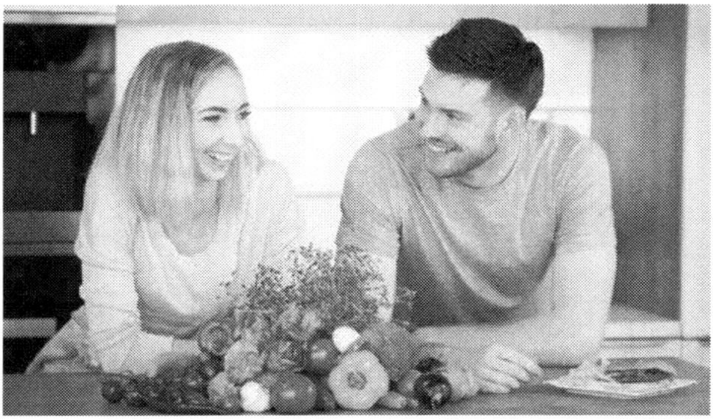

Einleitung

Den Themen *„Zuckerfrei leben & Zuckersucht beenden“* kommt in unserer heutigen Zeit vor allem in der westlichen Welt eine immer größere Bedeutung zu. Wir leben in einer Welt, in der die Meisten von uns keinen Mangel mehr kennen, sondern ganz im Gegenteil, ein Überfluss an Lebensmitteln und Konsumgütern vorhanden ist.

Wir leben in einer Gesellschaft, in der wir in den Regalen im Supermarkt immer häufiger industriell hergestellten Lebensmitteln gegenüberstehen. Lebensmitteln, welche jede Menge künstliche Zusätze und Geschmacksverstärker enthalten und entsprechend auch sehr viel Energie, in Form von Kalorien, mit sich bringen.

Ich kenne es leider selbst nur all zu gut. Ich liebe Süßigkeiten und nasche sehr gern, so dass es mir selbst schwer fällt auf diese zuckerhaltigen Köstlichkeiten zu verzichten.

Kennen sie das zufällig auch? Eine Tafel Schokolade steht vor ihnen und sie überlegen, ob sie zugreifen oder ihrer Gesundheit und ihrem Körper zuliebe doch lieber darauf verzichten sollten?! „A*ch komm, ein Stück wird schon nicht so schlimm sein*“ denken sie sich und greifen zu. Und eh sie sich versehen, ist die ganze Tafel Schokolade verzehrt.

Mir ging es leider noch vor wenigen Jahren genauso und auch heute noch fällt es mir schwer darauf zu verzichten. Zum Glück habe ich mittlerweile meine Zuckersucht überwunden und kann ihnen mein Wissen darüber und meine Strategien aus der Zuckersucht aufzeigen.

Einer der wesentlichen Probleme liegt darin, dass sehr häufig den Betroffenen nicht einmal bewusst ist, dass sie an einer Zuckersucht leiden. Diese Menschen, konsumieren teilweise bewusst, aber durchaus auch unbewusst den ganzen Tag über zuckerhaltige Lebensmittel.

Vor allem Menschen, die sich nicht bewusst mit dem Thema Zucker auseinandersetzen, wissen häufig nicht einmal, dass viele Lebensmittel, die vermeintlich gesund sind, zahlreiche künstliche Zuckerzusätze enthalten. Die Folgen für diese Menschen sind leider meist verheerend, da sie nicht selten an starkem Übergewicht, Zahnproblemen oder bspw. auch an Diabetes leiden.

Da ich früher selbst an einer Zuckersucht gelitten habe, ist es für mich eine Herzens-Angelegenheit ihnen an dieser Stelle ein paar wichtige Informationen zu diesem Thema mit auf den Weg zu geben.

Die Grundlagen des Zuckers!

Zucker ist heutzutage in aller Munde, im wahrsten Sinne des Wortes! In früheren Zeiten galt Zucker als sehr wertvoll, er erhielt den Beinamen „*White Gold*".

Gehandelt wurde Zucker tatsächlich fast wie Gold, nur die reichsten Bürger konnten ihn sich leisten. Aber in unserer Zeit hat der Zucker an Ansehen verloren.

Manche bezeichnen ihn sogar als „*harte Droge*". Klar, werden nun viele sagen, wir nehmen ja auch eine Unmenge Zucker zu uns - und hier ist nicht nur das Löffelchen im Tee oder Kaffee gemeint. Wir meinen die versteckten Zuckerquellen, welche uns die Lebensmittelindustrie tagtäglich unbemerkt in unsere Lebensmittel mischt! Bevor wir uns im weiteren Verlauf dieses Ratgebers die konkrete Bedeutung des Zuckers in unserem Alltag anschauen, möchte ich in diesem Kapitel zunächst einmal die Grundlagen des Zuckers mit ihnen durchgehen.

Mir ist es wichtig, dass wir uns nicht nur die praktische Seite des Zuckers anschauen, sondern zuerst ein solides wissenschaftliches Fundament legen, um ein ganzheitliches Verständnis für dieses Thema zu entwickeln.

Tauchen wir nun also gemeinsam ein in die spannende Welt des Zuckers!

Was ist Zucker überhaupt?

Denken wir an Zucker, so doch meistens an den weißen, kristallinen Stoff. Allerdings verbirgt sich hinter dem Begriff vielmehr & woher kommt dieser eigentlich?

Das Wort „*Zucker*" geht zurück auf das altindische Sanskrit und gelangte im Mittelalter dann über den arabischen Sprachraum ins Griechische und Romanische. Von dort aus fand es den Weg dann in die restlichen europäischen Sprachen. Die deutsche Bezeichnung „*Zucker*" leitete sich aus dem italienischen (zucchero) ab.

Gewonnen wird Zucker hauptsächlich aus Pflanzen, wie etwa Zuckerrohr oder der Zuckerrübe. Die Hauptanbauländer für Zucker sind Brasilien, China, Indien, Amerika, Russland und Frankreich.

Im Jahre 2016 wurden weltweit etwa 277 Millionen Tonnen Zuckerrüben & ca. zwei Milliarden Tonnen Zuckerrohr produziert.

Der durchschnittliche Deutsche verbraucht im Jahr weit über 30 kg Zucker pro Person.

Geschichte & Entstehung des Zuckers

Bereits etwa 8.000 vor Christus wurden Spuren des Zuckerrohr-Anbaus in Polynesien gefunden. 6.000 vor Christus gelangte das erste Zuckerrohr von Ostasien nach Persien und Indien. Im Jahre 600 nach Christus wurde dann der erste „Zuckerhut“ durch Zuhilfenahme von Holz- oder Tonkegeln gefertigt.

In der Spätantike wurde Zucker als absolutes Luxusgut der reichen Patrizier nachgewiesen. Dieser gelangte auf dem Seeweg aus Persien bzw. Indien nach Rom. Mit den Kreuzfahrern schließlich setzte der Zucker seinen Siegeszug fort und gelangte nach Europa.

Ab dem Jahre 1500 wurde Zuckerrohr dann weltweit auf den Plantagen angebaut. Zucker blieb aber nach wie vor ein Luxusgut und ein Arzneimittel, welches nur der reichen Bevölkerung zur Verfügung stand. Die Ärmeren süßten ihre Lebensmittel mit Honig.

Ab dem 17. Jahrhundert wurde Zucker hauptsächlich von den westindischen Inseln nach Mitteleuropa eingeführt und dort dann von den Kolonialhändlern als „*White Gold*" bezeichnet und gehandelt.

Ende des 16. Jahrhunderts wurde die moderne Zucker-Raffination erfunden. Zuvor wurde der Zucker aus Zuckerrohr mit Eiweiß gereinigt. Um 1800 wurden weltweit rund 250.000 Tonnen Rohrzucker produziert.

Im Jahre 1801 gelang dem Chemiker

Franz Carl Achard schließlich die Grundlagen der industriellen Zuckerfabrikation.

In Cunern/ Schlesien stand die erste Zuckerrüben-Fabrik der Welt.

Der erste Würfelzucker stammte dann aus Böhmen, genauer aus der Datschitzer Zuckerraffinerie. Der Direktor der Fabrik, Jacob Christoph Rad entwickelte diesen, indem er die erste Würfelzuckerpresse erfand.

Ab dem Jahre 1850 wurde Zucker dann industriell hergestellt, der Preis verfiel. Zucker wurde zu einem täglichen Lebensmittel. Einige Zuckermanufakturen produzierten durch Verbesserungen der Pressverfahren etwa 2500 Tonnen täglich.

Um die Jahrhundertwende 1900 wurde die *„internationale Kommission für einheit-*

liche Methoden der Zuckeranalyse“ (ICUMSA) gegründet. Eine der ältesten Normierungsgremien der Welt!

Wie entsteht eigentlich Zucker?

Nach der Ernte der Zuckerrüben werden diese gewaschen und zerkleinert. Die so entstandenen Zuckerrübenschnitzel werden dann mit heißem Wasser versetzt und in die sogenannten **Extraktionstürme** geleitet. In diesen wird dann der Zucker heraus gelöst.

Die Stoffe, welche keinen Zucker enthalten werden mit der sogenannten „*Kalkmilch*" gebunden. Der dadurch entstandene „*Dünnsaft*" enthält ca. 16% Saccharose und hat eine hellgelbe Färbung. Nun wird durch Verdampfung so lange Wasser entzogen, bis der Zuckergehalt etwa 75% beträgt. Mittels Unterdruck wird dann das Wasser bei etwa 65-80 Grad verdampft.

Der so enthaltene Zucker karamellisiert noch nicht. Dies geschieht erst durch den Zusatz von **Impfkristallen**.

Diese werden so lange zugesetzt bis die gewünschte Kristallgröße erreicht wird. In großen Zentrifugen wird die Melasse von den Kristallen getrennt. Anschließend wird der nun weiße Zucker in Wasser gelöst und dann kristallisiert.

Körnung & Form des Zuckers

Eine der bekanntesten Formen des Zuckers ist wohl der **Würfelzucker**. Hierfür wird die Raffinade befeuchtet und zu Quadern gepresst. Dann wird er erneut getrocknet.

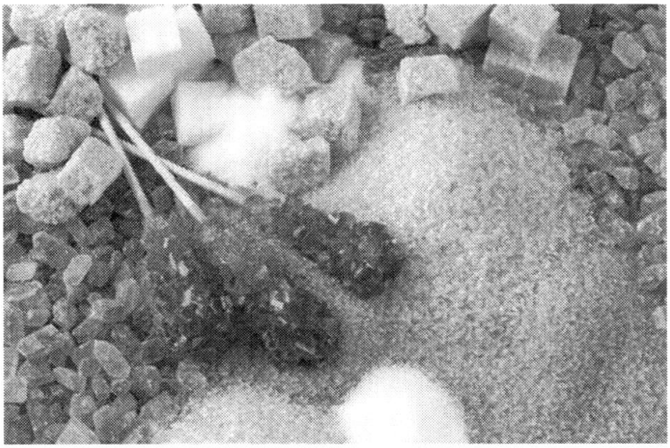

Auch in Platten wird Zucker hergestellt. Dies gelingt, indem der feuchte Zucker durch Schleudern oder durch brikettieren zu Stangen oder Platten geformt wird.

Der **Pilézucker** ist ein in unterschiedliche Stücke zerschlagener Plattenzucker. Dieser wird oft in Konditoreien verwendet.

Hagelzucker ist eine weitere Erscheinungsform von Zucker. Die Stücke haben eine Größe von etwa 2-3mm und finden auf Gebäck oder als Brotbelag Verwendung.

Eine weitere, sehr bekannte Zuckerart ist der **Kandiszucker**. Dies ist ein durch langsame Kristallisation eingedickter Zuckerlösung hergestellter, harter, weißer oder brauner Zucker.

Der bekannteste aller Zucker ist der **Kristallzucker** oder **Raffinade**. Hergestellt wird er in verschiedenen Körnungen. Er ist weiß, besteht aus Zuckerrohr oder Zuckerrüben und muss besonderen Reinheitsbestimmungen entsprechen. Er besteht fast zu 100% aus Saccharose.

Gerne zum Backen verwendet wird der Puderzucker, oder auch Staubzucker genannt. Dies ist ein besonders fein gemahlener Weißzucker. Die einzelnen Kristalle des Zuckers sind bei ihm nicht mehr auszumachen. Gerne wird dieser Zucker auch von Imkern benutzt, um die Varroamilben nachzuweisen.

Der **Zuckerhut** ist ein abgerundeter Kegel aus fest verpresstem weißen Zucker. Früher kam der Zucker hauptsächlich so daher. Heute wird er fast ausschließlich zur Herstellung der Feuerzangenbowle verwendet.

Sehr gut in kaltem Wasser löslich ist der Instantzucker. Er wird durch ein Sprühverfahren hergestellt und ist sehr porös.

Zuckerarten

Es gibt neben dem Zucker aus Saccharose auch noch weitere Zuckerarten. Diese bestehen aus anderen **Sacchariden**.

Der **Fruchtzucker** oder **Fructose** ist neben dem Traubenzucker der Hauptbestandteil von Honig. Fructose ist ein Einfachzucker und dient als Grundbaustein einiger Mehrfachzucker.

Halb aus **Traubenzucker** (**Glucose**) und halb aus **Fruchtzucker** (**Fructose**) besteht der Invertzucker. Er wird durch Hydrolyse hergestellt.

Malzzucker oder **Maltose** ist ein aus Stärke hergestellter Zucker. Er wird bei der Herstellung von Alkohol verwendet.

Ebenfalls aus Stärke (Weizen- oder Maisstärke) gewonnen wird die **Isoglucose**, auch Glucose-Fructose-Sirup genannt. Sie besteht aus ca. 51% Glucose und ca. 42% Fructose. Hauptsächlich zu finden in Obstkonserven oder Getränken.

Im Waldhonig zu finden ist **Melezitose**. Der Dreifachzucker ist zu finden im Honigtau (Blattläuse scheiden dieses Produkt aus).

Sehr bekannt ist auch der **Milchzucker**, auch Lactose genannt. Er ist ein Zweifachzucker aus **Glucose** und **Galactose**. Hauptsächlich kommt er in Milch und deren Produkte vor. Er dient häufig als Grundlage für Tabletten. Von vielen Nichteuropäern wird er nach dem Säuglingsalter genetisch bedingt nicht mehr vertragen und führt zur **Laktoseunverträglichkeit**.

Mamnose und **Rhamnose** sind Einfachzucker.

Die **Raffinose** ist ein Dreifachzucker, welcher oft in Pflanzen vorkommt. Er schmeckt nicht süß.

Die **Stachyose** ist ein Vierfachzucker, welcher vor allem in Sojabohnen vorkommt.

Der **Stärkezucker** wird, wie sein Name schon aussagt, aus Stärke gewonnen. Hauptsächlich wird er aus Maisstärke hergestellt. Er findet in der Industrie Verwendung, ist oft die Alternative zu herkömmlichem Zucker.

Der **Traubenzucker** (auch Dextrose oder Glucose genannt) ist ein Einfachzucker, welcher auch aus Stärke hergestellt wird. Er dient als Grundbaustein vieler Mehrfachzucker. Im Stoffwechsel der Menschen kommt er als Blutzucker daher und ist, zusammen mit Fruchtzucker, Hauptbestandteil des Honig.

Zuckeralkohole werden als Zuckeraustauschstoff genommen. Der Abbau dieses Austauschstoffes ist langsamer als bei herkömmlichem Zucker. Besondere Wertstellung hat er bei Diabetikern, welche noch nicht auf Insulin angewiesen sind (etwa Sorbit, Mannit, Xylit oder Maltit).

Kohlenhydrate – gut oder schlecht?

Der menschliche Körper verbraucht an 24 Stunden am Tag Energie - auch nachts, wenn wir es gar nicht bemerken. Die meiste Energie benötigt er dabei für den Grundumsatz. Der Grundumsatz, das sind etwa der Stoffwechsel, die Atmung, der Herzschlag oder die konstante Körpertemperatur. Doch, auch für körperliche Aktivitäten muss genügend Energie bereit stehen.

Kohlenhydrate und Fett spielen die wichtigste Rolle bei der Deckung des Energiebedarfs. Dabei liefern Kohlenhydrate über die Hälfte weniger Kalorien als Fett. Ein Gramm Kohlenhydrate enthalten 4 kcal, ein Gramm Fett hingegen bringt es auf satte 9 kcal. Kohlenhydrate fungieren als der wichtigste Treibstoff für unser Gehirn und unsere Muskulatur.

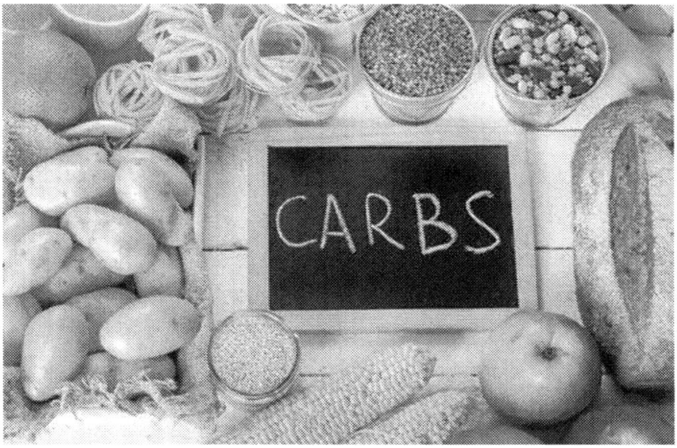

Über das Blut erreichen sie sämtliche Zellen. Dabei bestehen sie aus Zuckermolekülen. Kohlenhydrate müssen aber nicht unbedingt süß schmecken. Sie kommen etwa in Brot, Kartoffeln oder Nudeln vor. Doch auch Obst enthält, dank der Fructose, eine Menge Kohlenhydrate.

Kohlenhydrate werden, je nach Anzahl der Zuckermoleküle, in drei Gruppen eingeteilt:

Einfachzucker (Monosaccharide):
Traubenzucker (Glukose) und Fruchtzucker (Fructose)
Zweifachzucker (Disaccharide):
Haushaltszucker, Malzzucker, Milchzucker

Mehrfachzucker (Polysaccharide):
vor allem in Kartoffeln, Hülsenfrüchten, Getreide und Vollkornprodukten enthalten.

Werden nun Kohlenhydrate verzehrt, so müssen diese erst wieder in Einfachzucker (Glukose) zerlegt werden, bevor sie in den Blutkreislauf gelangen. Vom Blut wir die Glukose dann mittels Insulin (Hormon) in die Zellen transportiert.

Dabei ist es wichtig, dass das Blut eine bestimmte Konzentration an Glukose enthält. Wird dieser Wert unterschritten, dann droht eine Unterzuckerung. Diese wird von der Leber durch den Abbau von Glykogen geregelt.

Droht nun ein Nahrungsmangel, so produziert die Leber, durch den Abbau von Körpereiweiß, Glukose. Dies soll sicherstellen, dass der Blutzuckerspiegel hoch genug ist, um den Grundumsatz des Körpers aufrecht zu erhalten.

Werden nun Süßigkeiten verzehrt (Zweifachzucker), so steigt der Blutzuckerspiegel schnell an, die Insulinproduktion explodiert. Dadurch sinkt der Blutzuckerspiegel rasch wieder.

Nun greifen manche Menschen wieder, dank des Heißhungergefühls, zu Süßigkeiten und der Kreislauf beginnt erneut.

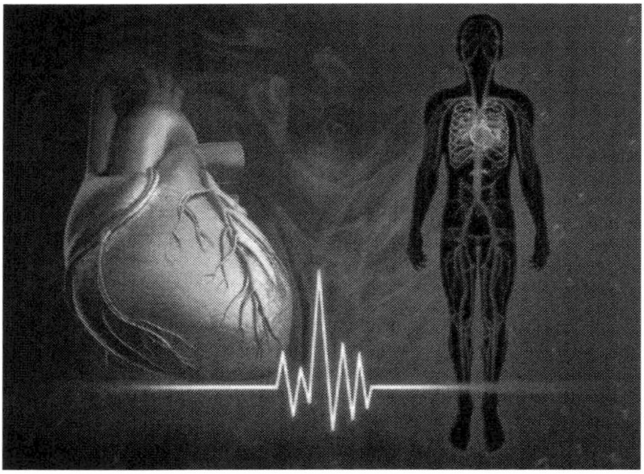

Die komplexen Kohlenhydrate (Polysaccharide) sind die besseren Energielieferanten. Sie kommen etwa in Vollkornprodukten, Nudeln, Brot oder Kartoffeln vor. Polysaccharidhaltige Lebensmittel verfügen meist auch über reichlich Mineralstoffe, Vitamine, Ballaststoffe und sekundäre Pflanzenstoffe und weisen einen geringen Fettgehalt auf.

Die wichtigsten Lebensmittel aus dieser Gruppe sind etwa: Vollkornbrot, Vollkornreis, Haferflocken, Vollkornnudeln, Hülsenfrüchte, Obst, Gemüse und Kartoffeln.

Kohlenhydrate sind wichtig für unseren Stoffwechsel. Ohne Kohlenhydrate können Fette und Eiweiße nicht richtig für den Aufbau der Körpermasse eingesetzt werden. Ohne Kohlenhydrate ist der Stoffwechsel nicht so effektiv wie mit Kohlenhydraten.

Gute und schlechte Kohlenhydrate

Spricht man von guten Kohlenhydraten, so sind diese gemeint, welche noch über ihren ursprünglichen Ballaststoffgehalt verfügen. Diese guten Kohlenhydrate weisen einen niedrigen Glykämischen Index (GI) oder eine niedrige Glykämische Last auf. Sie bringen den Blutzuckerspiegel nicht so sehr ins Schwanken. Es sind etwa: Gemüse, Kartoffeln, Früchte, Hülsenfrüchte oder Vollkornprodukte.

Zu den schlechten Kohlenhydraten zählt man die isolierten oder raffinierten Kohlenhydrate. Sie wurden meist industriell verarbeitet, was bedeutet, dass hauptsächlich die Ballaststoffanteile verringert wurden und die Lebensmittel so länger haltbar sind.

Zu den schlechten Kohlenhydraten gehören etwa: Softdrinks, Fertiggerichte, Süßigkeiten, Weißmehlprodukte oder auch Ketchup.

Glucose – Fructose

Fructose und Glucose sind Einfachzucker (Monosaccharide). Sie finden sich hauptsächlich in Obst und Gemüse wieder. Doch, auch der Haushaltszucker besteht aus diesen Einfachzuckern, in ausgewogenem Verhältnis. Fructose lässt Obst süß schmecken. Jedoch ist hier genau zu unterscheiden, um welches Obst es sich handelt und wie das Verhältnis von Fructose und Glucose dieses Obstes ist.

In manchen Obstsorten ist das Vorkommen von Fructose doppelt so hoch wie das von Glucose. Fructose ist etwa 2,5 Mal so süß wie Glucose. Für die Industrie ist das natürlich ein finanzieller Vorteil, macht es doch die Herstellung verschiedener Lebensmittel günstiger.

Vergleicht man die Süße von Haushaltszucker mit Fructose, so kommt man zu dem Ergebnis, dass Fructose um 1,7 Mal süßer schmeckt als der Haushaltszucker.

Bestes Beispiel ist der **Agavendicksaft**! Gerade er wurde von den Gesundheitsfanatikern in den Himmel gelobt, doch im Nachhinein stellte sich dann heraus, dass das Verhältnis von Fructose und Glucose zwischen 7:1 bis 9:1 liegt. Der Fructose-Anteil liegt hier also um bis zu 80% höher als bei herkömmlichem Haushaltszucker. **Also auch diesen, wenn, dann nur in Maßen konsumieren.**

Glucose wird vom Körper sehr gut verstoffwechselt. Er lässt den Blutzuckerspiegel ansteigen und der Körper schüttet Insulin aus. Dies ist eine gesunde Reaktion.

Fructose hingegen kann vom Körper, wenn erst einmal in der Blutbahn, nur zu etwa 10% verwertet werden. Die Reste werden in der Leber abgebaut. Leber und Nieren sind die Entgiftungsorgane in unserem Körper. So ist der Fruchtzucker nichts anderes für unseren Körper als ein Gift!

Manche Mediziner reden sogar davon, dass Fructose eine ähnliche Wirkung auf unseren Körper hat wie etwa Alkohol (Ethanol), nur eben ohne Bewusstseinsverändernde Wirkung. Nimmt man also über eine längere Zeit zu viel Fructose zu sich, so kann man, ganz ohne Alkohol zu trinken, an einer „**Fettleber**“ erkranken.

Doch, allen, die nun gleich in Panik verfallen und Obst von ihrem Speiseplan streichen wollen, sei gesagt, dass Obst in normalen Mengen verzehrt, immer noch gesund ist.

Obst und Gemüse

„*Fünf am Tag*“, so lautet die Empfehlung der deutschen Gesellschaft für Ernährung. Dass Obst und Gemüse gesund ist, das wussten schon unsere Vorfahren! Obst und Gemüse sind der Inbegriff für ein gesundes, langes Leben! Obst und Gemüse stehen schon Jahrtausende auf dem Speiseplan der Menschen, also müssen sie gesund sein!

Außerdem ist Obst extrem praktisch zum Mitnehmen, es kann überall verzehrt werden! Gerne werden Obst und Gemüse auch als „*natürliches Fast Food*“ bezeichnet. Doch, neben Vitaminen, Ballaststoffen und Wasser enthält Obst und Gemüse auch allerhand Zucker!

Deshalb fängt bei vielen Menschen ein Umdenken in Bezug Obst und Gemüse

Verzehr statt!

Sollen wir nun Obst und Gemüse radikal von unserem Speiseplan streichen?

Oder ist das wieder Panikmache von einzelnen Forschern und Ernährungswissenschaftler?

Wie viel Obst ist gesund?

Schauen Sie sich bitte einmal das Foto genauer an. Kann denn etwas, was so schön ist und was uns Mutter Natur geschenkt hat, schlecht für unsere Gesundheit sein?

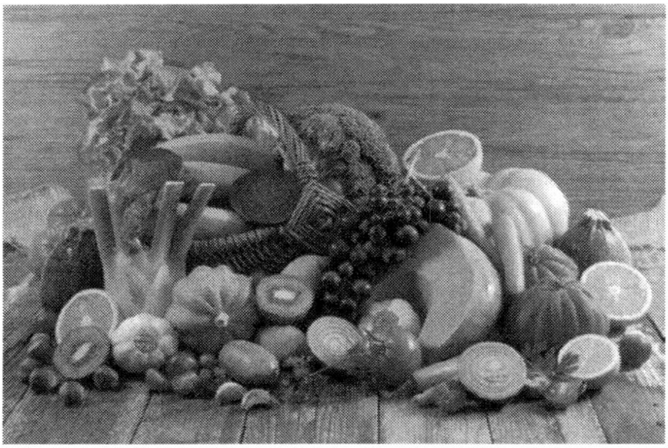

Um es direkt vorwegzunehmen: **Obst essen ist gesund!** Schon die Oma hat uns immer dazu angehalten, mehr Obst zu essen! Viele werden nun Einwände bringen wie: *„Obst enthält aber Zucker! Fructose, welche nachweislich schädlich ist*“.

Ja, das stimmt auch, doch, um solch eine große Menge Fructose zu sich zu nehmen, dass diese schädlich wirkt, müssten wir uns ausschließlich und rund um die Uhr von Obst ernähren!

Der „**normale**“ Obstverzehr ist keinesfalls schädlich, sondern gesund! Früchte enthalten neben Vitaminen und Wasser auch Ballaststoffe, welche für ihre Sättigung bekannt sind. Ein großer Apfel macht die meisten Menschen bereits satt. Er enthält etwa 23g Zucker, von denen ca. 13g Fructose sind.

Zum Vergleich: eine Flasche Coca Cola (0,5 Liter) enthält 52g Zucker, davon etwa 30g Fructose. Was meinen sie nun? Was geht schneller in den Blutkreislauf?

Die 13g Fructose von unserem Apfel oder die 30g Fructose von unserem Cola? Richtig! Die Fructose aus dem Getränk erreicht den Blutkreislauf schneller als die Fructose aus unserem Apfel, denn dieser muss sehr gut gekaut werden, die Fructose kommt also langsamer in unseren Organismus! Dies belastet dann auch unsere

Leber nicht so sehr, unser Körper kann mit dieser aufgenommenen Fructose gut leben!

Obst hat einen großen Sättigungseffekt

Obst muss meistens sehr gut gekaut werden (etwa Äpfel). In ihnen stecken viele Vitamine, Mineralien, Antioxidantien und jede Menge Ballaststoffe. Dadurch erhöhen sie das Sättigungsgefühl.

Doch, Obst und Gemüse kann noch viel mehr! Der regelmäßige Verzehr von Obst und Gemüse soll uns vor Diabetes Typ 2 schützen, unser Herz gesund halten und auch Schlaganfälle vorbeugen. Auch leben Menschen, welche viel Obst in ihrem

Speiseplan haben deutlich gesünder (sie rauchen seltener, machen öfter Sport).

Ganz überraschend ist auch das Ergebnis, dass etwa Äpfel und Orangen einen höheren Sättigungsscore (er gibt an, wie hoch der Sättigungseffekt verschiedener Lebensmittel ist) haben, als etwa ein Steak und Eier!

Diese Information kann sehr wichtig sein, wenn sie etwa versuchen, durch eine Ernährungsumstellung Gewicht zu verlieren!

Doch, auch Normalgewichtige Personen sollten regelmäßig zu Obst und Gemüse greifen, wenn sie gesund bleiben wollen! Lieber den einen Hamburger oder Döner durch einen Apfel ersetzen und unserem Körper auf diese Weise etwas Gutes tun!

Getrocknete Früchte und Fruchtsäfte

Schauen sie beim Einkaufen immer ganz genau hin? Dann wissen sie bestimmt, dass die meisten Fruchtsäfte überhaupt nichts mehr mit der Frucht zu tun haben, aus der sie hergestellt sein sollen. Die meisten Säfte bestehen aus Wasser mit Fruchtkonzentrat und jeder Menge Zucker!

Es wird so viel Zucker zugesetzt wie bei bekannten Softdrinks (etwa Cola). Zudem enthalten die Fruchtsäfte keine Ballaststoffe mehr und sie müssen natürlich auch nicht gekaut werden. Das verleitet uns dazu, Fruchtsaft in rauen Mengen zu verzehren, und damit natürlich auch Fructose!

Fruchtsaft hat ja keine sättigende Wirkung mehr und durch den hohen Zuckergehalt verlangt unser Gehirn immer noch mehr davon! Ein Teufelskreis beginnt!

Ähnlich sieht es mit getrockneten Früchten aus! Rosinen etwa sind klein und praktisch zum Mitnehmen. Sie enthalten eine große Menge Zucker und können in Massen verzehrt werden. Wieder wird unser Körper mit Fructose überschüttet!

Nun werden viele mit dem Argument daher kommen, dass sie doch dann lieber zu **Smoothies** greifen. Das ist eigentlich nicht schlecht gedacht, doch, in den meisten Smoothies findet sich auch eine Menge an Zucker!

Besser, sie bereiten sich ihren eigenen Smoothie aus frischem Obst und Gemüse im Mixer zu, so haben sie immer die Kontrolle, wie viel Zucker sie ihren Körper zuführen.

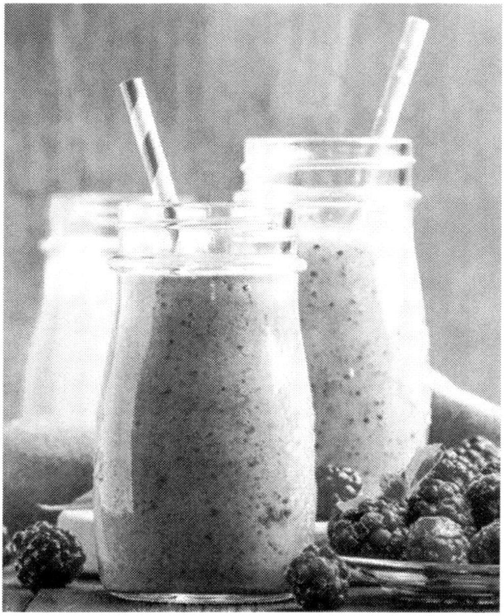

Verträgt jeder Mensch Obst? Gibt es Gründe, Obst zu meiden?

Viele von uns kennen ja die **Laktoseunverträglichkeit** (Menschen reagieren auf den Zucker in Milchprodukten - Laktose). Genauso gibt es Personen, welche auf

Fructose allergisch reagieren! Sie haben eine Fruktoseintoleranz und reagieren auf den Fruchtzucker mit Verdauungsproblemen! Diese Menschen werden von sich aus den Griff zum Obst unterlassen und das ist auch gut so!

Aber auch Menschen, welche gerade eine Low-Carb Diät machen können durch den Verzehr von Obst ihren ganzen Diätplan ruinieren! Immerhin steckt in Obst eine ganze Menge Kohlenhydrate!

Es wird davon ausgegangen, dass eine einzelne Frucht etwa 20g Kohlenhydrate besitzt! Wird nun also bei einer ketogenen Diät zum Obst gegriffen so werden alle bisherigen Erfolge mit einem Biss zunichte gemacht!

Die einzigen Gründe um kein Obst zu verzehren sind also nur eine spezielle Diät

(Low-Carb oder ketogene Diät) oder eben die Fruktoseintoleranz.

Ist der Ruf erst ruiniert ...

Fruchtzucker galt viele Jahre hinweg als *„guter Zucker"*. Er wurde hauptsächlich für Produkte verwendet, welche zur Ernährung bei Diabetes dienten. Egal welches Produkt (Kuchen, Schokolade oder Marmelade), es war immer mit dem vermeintlich guten Fruchtzucker gesüßt!

Diabetiker sollten vom Fruchtzucker profitieren und die (fast) identischen Lebensmittel zum Verzehr erhalten wie „nicht Diabetiker". Denn, anders wie Glucose, erhöht Fructose den Blutzuckerspiegel nicht.

Er wird in der Leber abgebaut. Dabei entstehen dann Moleküle, welche der Speicherung von Fett dienen. Fructose begünstigt also die Einlagerung von Fett!

In früher Steinzeit etwa war dies ein Effekt, der manchmal das Überleben gewährleisten konnte, doch heutzutage braucht niemand mehr für karge Zeiten vorsorgen indem er Fettpolster aufbaut! Fettdepots sind störend und beeinträchtigen unsere Gesundheit!

Zudem fallen beim Abbau großer Mengen Fructose auch andere Abfallprodukte wie etwa Harnsäure an. Diese stehen im Verdacht, den Blutdruck zu erhöhen und Entzündungen im Körper hervorzurufen. Dies steigert das Risiko an Herzinfarkten und Schlaganfällen zu erkranken.

Auch wurde von Forschern rund um den Zellbiologen Professor Wilhelm Kerk von der technischen Hochschule in Zürich herausgefunden, dass bei Menschen, welche bereits unter Bluthochdruck leiden, die Fructose im Herzen über einige Zwischenschritte das Wachstum des Herzmuskels fördern, über ein gesundes Maß hinaus.

Diese Ergebnisse zeigen nun ganz deutlich, dass Fructose keinen großen Nutzen für unseren Organismus darstellt.

Keine Panik!

Obst ist und bleibt gesund, da gibt es nichts daran zu rütteln! Kein Mensch kann diese Mengen an Obst verzehren, die zu ernsthaften Beeinträchtigungen der Gesundheit führen! Das müsste dann schon etwa 1kg Äpfel sein, und das jeden Tag!

Die gesundheitlichen Probleme erschafft die Lebensmittelindustrie! Gerade Softdrinks und Fertiggerichte strotzen nur so vor Fruktose.

Morgens ein süßes Marmeladebrot, mittags schnell eine Pizza in den Ofen und Abends dann noch eine Flasche Cola vor dem Fernseher- und schon kommt man auf eine nicht geringe Menge Fructose am Tag! Diese kann schnell mal über 100g pro Tag liegen- und damit in gefährlichen Dosen!

Wer jedoch täglich seine Portion frisches Obst und Gemüse isst, der tut seiner Gesundheit damit einen Gefallen! Das Risiko für Herzinfarkt und Schlaganfall (die Todesursachen Nummer 1 in den westlichen Ländern) verringert sich und auch der Verdauung tut es gut, wenn sie diese frischen Produkte verstoffwechseln muss!

Lassen sie sich also nicht verrückt machen von sogenannten neuen Erkenntnissen- essen sie ihre (im günstigsten Fall) 5 Portionen Obst und Gemüse am Tag und erfreuen sie sich ihrer Gesundheit!

Wie sinnvoll ist eine Ernährung mit Rohkost?

Viele werden sich nun sagen: *„wenn das so ist, ernähre ich mich eben fast ausschließlich mit Rohkost, dann habe ich keine Probleme wegen des beigesetzten Zuckers in Nahrungsmitteln!“* Grundsätzlich ein gar nicht so schlechter Gedanke! Doch, ist das auch in der Praxis umsetzbar?

Viele Jahre war es ein unglaublicher Trend, sich mit Rohkost zu ernähren (die Bezeichnung *„Körnerfresser“* sollte die Menschen titulieren, welche diese Methode der Ernährung praktizierten). Es wurde sogar so weit gegangen, dass auch Körner und Getreide roh verzehrt werden - allenfalls noch in gemahlener Form. Gekochte und Verarbeitete Lebensmittel würden sogar den Körper vergiften, propagierten die Rohkostanhänger.

Nun ist jedoch nicht für jeden Mensch die Rohkost auch geeignet. Vor allem alte Menschen und Kinder liegt Rohkost oft schwer im Magen, sie tun sich mit der Verdauung der rohen Nahrungsmittel richtig schwer.

Auch ist nicht jedes Lebensmittel für den Rohkost-Verzehr geeignet. Auch leiden viele Menschen unter bestimmten Allergien, welche diese Gruppe der Bevölkerung vom Rohkostverzehr abhält.

Doch, die Kritiker der Rohkosternährung gehen noch von mehreren Gesundheitsschäden aus, welche bei dieser Ernährungsform drohen: anhaltende Blähungen, rheumatische Beschwerden, Gelenkschäden oder auch schwere Darmerkrankun-

gen sollen hier drohen.
Auch soll eine ausschließliche Rohkosternährung den Alterungsprozess beschleunigen! Und auch antibiotikaresistente Krankheitserreger sollen mit der Rohkost den Weg in unseren Organismus finden!

Diese ganzen negativen Folgen werden sich aber unter Umständen erst nach vielen Jahren dieser Ernährung mit rohen Lebensmitteln zeigen. So kann es gut möglich sein, dass sich jemand über 10 oder 20 Jahren ausschließlich mit Rohkost ernährt und dann auf einmal den gesundheitlichen Zusammenbruch erlebt!

Grundsätzlich ist der Gedanke ja nicht falsch, sich mit rohen Nahrungsmitteln zu ernähren. Es werden keine Vitamine, Mineralstoffe und sekundäre Pflanzenstoffe verkocht, das Lebensmittel liegt in seiner puren, reinen Form vor. Außerdem verfügt

Rohkost über viele Ballaststoffe. Diese sind essentiell wichtig für unsere Gesundheit.

Sie sind verantwortlich dafür, dass wir ein Sättigungsgefühl verspüren, sie quellen im Darm auf und sorgen somit für einen schnellen Abtransport von schädlichen und unverdaulichen Bestandteilen. Auch regen sie unser Immunsystem an, indem sie die Darmzotten stimulieren.

Doch, nicht alle Pflanzen sind in roher Form für den Verzehr geeignet, denn es gibt auch Pflanzen, welche über einen Abwehrmechanismus gegen Fressfeinde verfügen und diese sind meist schlichtweg für den Menschen gefährlich oder sogar toxisch.

Seit Jahrtausenden mahlt der Mensch Getreide, um daraus dann die Lebensmittel herzustellen. Erst diese Behandlung macht die Körner für uns Menschen verwert- und genießbar. Getreide in nicht verarbeiteter Form enthält **Phytinsäure**, ein Stoff, der die Aufnahme von Spurenelementen, Mineralstoffen und dem Vitamin B1 in den Organismus behindert.

Auch wird der Darm in seiner Arbeitsweise gehindert, es entstehen giftige Gärsubstanzen wie etwa Fuselalkohole. Diese greifen die Darmwände an und schädigen diese auf lange Zeit gesehen. Dies ist natürlich auch sehr schädlich für unser Immunsystem!

Auch benötigen verschiedene Vitamine, Mineralstoffe, sekundäre Pflanzenstoffe und weitere wichtige Nährstoffe Fette und Eiweiße um vom menschlichen Körper verwertet werden zu können. Fanatische Rohkostesser riskieren also Mangelerscheinungen, nur um ihrem Rohkost-Motto treu zu bleiben! In den Auswertungen von Blutbildern der Rohkostesser zeigten sich erhebliche Mängel an Zink, Jod, Kalzium, Eisen und weiteren lebenswichtigen Nährstoffen.

Hier heißt es nun, einen goldenen Mittelweg zu finden! Essen sie Obst und Gemüse, wo möglich, roh und ergänzen sie ihren Speiseplan durch gegarte Lebensmittel und Öle, Fette und Eiweiße. So decken sie alle Bereiche bestmöglich ab.

Folgen eines übermäßigen Zuckerkonsums

Es ist kaum zu glauben, aber die Empfehlung, wie viel Zucker ein Mensch pro Tag zu sich nehmen sollte, kommt ausgerechnet aus Amerika! Dem Land, in dem Maissirup in rauen Mengen verzehrt wird! Die **American Heart Association** empfiehlt Frauen den Konsum von maximal 6 Teelöffeln zugesetztem Zucker pro Tag. Männer sollen nicht mehr als 9 Teelöffel zugesetzten Zucker konsumieren.

Was aber passiert, wenn diese Empfehlungen überschritten werden?
Welche Folgen drohen dem Körper?

Die deutlichsten Warnzeichen, welche ihr Körper ihnen bei einem zu viel an Zucker senden kann, finden sie hier:

Nimmt man ständig Zucker zu sich, so ist der Blutzuckergehalt dauerhaft erhöht. Dadurch ist es dem Zucker bzw. der Glucose nicht möglich in die Zellen zu dringen. Diese verlangen aber nach Energie! Das Gehirn sendet dann ein Hungergefühl aus, sie fühlen sich ständig hungrig!

Bakterien fühlen sich in einer zuckerlastigen Umwelt sehr wohl und vermehren sich. Das kann dazu führen, dass sie bei einem zu viel an Zucker oft an Pilzinfektionen oder Blaseninfekten leiden.

Wenn ständig ein hoher Zuckergehalt im Blut zu finden ist, so steigert das die Häufigkeit des Wasserlassens. Der Körper versucht, durch Entwässerung den Glucosegehalt zu reduzieren.

Durch das vermehrte Wasserlassen ist die Haut sehr trocken und spröde. Auch begünstigt der Zucker das Entstehen von Akne und Ekzemen. Auch wird die Heilungszeit verlängert bzw. erschwert, wenn ein zu viel an Zucker im Körper ist.

Eine weitere mittelbare Folge von zu viel Zucker ist es, wenn sie ständig durstig sind. Durch das vermehrte Wasserlassen stimmt der Wasserhaushalt im Körper nicht mehr.

Durch ständige Überzuckerung des Körpers können sie sich müde und schlapp fühlen. Die Glucose, in solch großen Mengen konsumiert, kann vom Körper nicht mehr aufgenommenen und verwertet werden. Es fehlt ihnen schlichtweg an Energie! Fühlen sie sich also ständig ohne Grund müde, so könnte das ein Warnsignal des Körpers sein, dass sie zu viel Zucker aufnehmen!

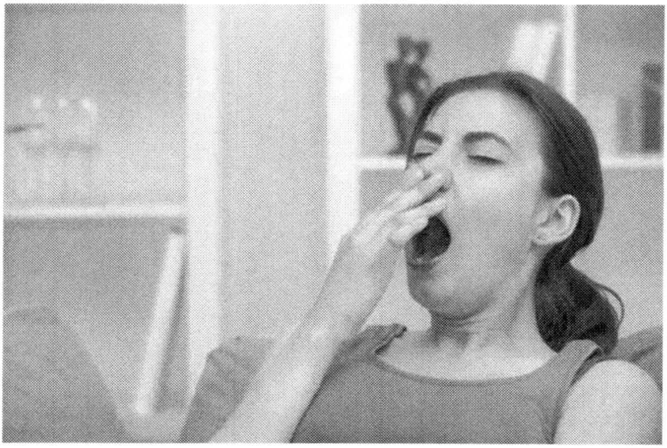

Auch kann es zu Konzentrationsproblemen führen, wenn sie ihren Körper mit zu viel Zucker bombardieren! Wenn der Blutzuckerspiegel ständig erhöht ist und die Glucose dann nicht mehr da hin gelangen kann, wo sie benötigt wird, nämlich im Gehirn, kann das zu Schwierigkeiten in der Konzentration beitragen!

Eine Überzuckerung kann sich auch durch unscharfes Sehen äußern. Durch die akute Dehydrierung kann es passieren, dass sich ihre Sicht erheblich verschlechtert!

Und auch das Gewicht kann sehr schnell sinken, wenn sie ihren Körper ständig mit zu viel Zucker füttern und ihm nicht genügend Flüssigkeit zuführen!

Auch an ihrem Immunsystem geht ein zu viel an Zucker nicht spurlos vorbei! Dieses wird durch zu viel Zucker geschwächt und kann nicht mehr ausreichend gegen Viren und Bakterien kämpfen. Die Folge ist, dass sie vermehrt krank sind.

Zusätzlich wird auch unsere Psyche durch zu viel Zucker in Mitleidenschaft gezogen. Wenn sie ständig zu viel Zucker essen, können sich Stimmungsschwankungen,

Angststörungen oder Depressionen einstellen! Das resultiert daraus, dass unser Gehirn am Besten arbeitet, wenn es ständig eine gleichbleibende Versorgung mit Glucose erfährt.

Wird nun ständig zu viel Zucker konsumiert, so ist unser Gehirn schlichtweg damit überfordert! Es reagiert mit Stimmungsschwankungen etc. darauf.

Und auch speziell die Männer können sehr negative Folgen einer Überzuckerung verspüren: die Blutzirkulation und der Hormonhaushalt können durch ein zu viel an Zucker erheblich gestört werden. Die Folge ist eine Impotenz! Soll es also im Bett wieder richtig klappen, so sollten sie vielleicht einmal ihren Zuckerkonsum einschränken!

Sollten sie nun also irgendwelche der beschriebenen Symptome bei sich beobachten, so lohnt es sich einmal genau ihren Zuckerkonsum über den Tag im Auge zu behalten und diesen eventuell einzuschränken!

Weitere gesundheitliche Folgen von übermäßigem Zuckerkonsum

Zu viel Zucker ist schädlich, das wissen wir alle! Trotzdem fällt es uns sehr schwer, komplett auf ihn zu verzichten! Welche Schäden der übermäßige Zuckerkonsum jedoch in unserem Körper anrichten kann, das sehen sie in den nachfolgenden Absätzen:

Für unsere Zähne ist der Zucker pures Gift! Die Bakterien, welche jeder von uns in seinem Mund hat (und auch haben MUSS!), werden die Zuckermoleküle in

Säure umgewandelt. Diese Säure greift schließlich den Zahnschmelz an. Die Folgen sind Zahnfleischbluten und Karies! Im schlimmsten Fall kann sogar die Zahnwurzel unwiderruflich geschädigt werden, der Verlust des Zahnes kann folgen!

Dass ein ständig erhöhter Zuckerkonsum unser Gewicht in die Höhe treiben kann, sollte mittlerweile jedem bewusst sein!

Führen sie nun ihrem Körper ständig zu viel Energie (Zucker bzw. Glucose) zu und bauen keine ausreichende Bewegung in ihren Alltag ein, so wird ihr Gewicht in schwindelerregende Höhen gehen! Die zugeführte Energie wird nicht abgebaut und lagert sich als Fettpolster ein!

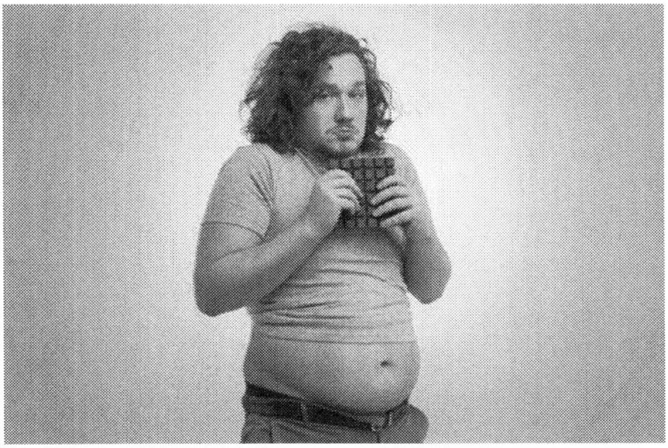

Und hier ergibt sich dann die nächste gesundheitliche Schädigung für ihren Körper! Hohe Zuckerzufuhr in Kombination mit Bewegungsmangel kann die Entstehung von **Diabetes Typ 2** begünstigen! Bei dieser Form der Diabetes wird die Erkrankung auf Grund einer Insulinresistenz hervorgerufen.

Die schlimmsten Folgeerkrankungen können dann der Herzinfarkt oder ein Schlaganfall sein!

Aber auch die Leber leidet unter einer ständig zu hohen Zuckerzufuhr! Eine Fettleber entsteht, wenn der zugeführte Zucker in Fett umgewandelt wird und sich in ihr ablagert.

Aus dieser Fettleber kann dann in Folge eine Leberentzündung oder sogar eine Leberzirrhose entstehen!

Seit Jahren schon wird vermutet, dass ein zu viel an Zucker auf Dauer die Ausschüttung der Glückshormons Endorphin stört. Daraus können dann psychische Störungen, bis hin zur Depression resultieren!

Dass ein ständig erhöhter Blutzuckerspiegel nicht gut für ihren Körper ist, das wissen sie! Er kann mit Schlafproblemen, Nervosität, Haarausfall, Blähungen oder

Pilzbefall darauf reagieren!

Achten sie deshalb besonders auf ihren täglichen Zuckerkonsum und verzichten sie nach Möglichkeit so oft es geht auf Zucker- ihrer Gesundheit zu Liebe!

Wie uns die Lebensmittel-industrie hinter´s Licht führt

Die versteckten Zuckerfallen

Haben sie sich schon einmal angeschaut, in welchen Lebensmitteln Zucker zugesetzt wird? Sie werden überrascht sein! Vieles werden sie bereits wissen, doch in einigen Lebensmitteln ist Zucker versteckt und sie ahnen es nicht einmal!

Geht man davon aus, dass die Weltgesundheitsorganisation (WHO) proklamiert, dass Frauen nicht mehr als 24g und Männer nicht mehr als 30g Zucker täglich zu sich nehmen sollen, dann kommt man durch den Verzehr bestimmter Lebensmitte fast schon auf dieses Pensum! Lesen sie hier in welchen Lebensmitteln Zucker in rauen Mengen versteckt ist!

Der erste Zucker-Hammer begegnet uns bei der Dosen-Ananas. Sie kommt in der Küche recht häufig zum Einsatz- auf der Pizza, in der Bowle, auf dem Toast Hawai oder auf dem Grill- an der Dosen-Ananas kommt heute fast keiner mehr vorbei!

Aber: 100g der Dosen-Ananas schlagen mit satten 48kcal zu Buche, es sind etwa 4 Stück Würfelzucker enthalten! Greifen sie also lieber zu der frischen Ananas, wenn sie eine benötigen! Sie ist nicht nur gesünder, nein, sie schmeckt auch noch viel besser, als die aus der Dose!

Die nächste gemeine Zuckerfalle finden wir in der fertigen Tomatensoße! Wir alle kennen das: man hat nicht viel Zeit und die Kinder kommen gleich von der Schule, wollen etwas Warmes zu essen. Was tun sie dann? Richtig, sie greifen zur fertigen Tomatensoße! Das ist ja auch nicht weiter schlimm, sieht man vom enormen Zuckergehalt dieser fertigen Speise ab!

Eine Portion der fertigen Tomatensoße kann immerhin mit rund 8 Teelöffeln Zucker aufwarten! Das ist eine ganze Menge! Also, lieber ein Kilogramm frische Tomaten kaufen und die Soße selbst zubereiten! Die fertige Tomatensoße lässt sich übrigens prima portionsweise einfrieren! So haben sie, muss es einmal wieder schnell gehen, immer einen (gesunden) Vorrat parat!

Und, wo wir schon bei den Tomaten sind, kommt hier die nächste „*Zuckerbombe*“! Tomatenketchup! Viele wissen bereits, dass darin jede Menge Zucker versteckt sind! Es ist kaum zu glauben, doch in 100g Ketchup stecken ganze 9 Stücke Würfelzucker! Nur gut, dass nicht jeden Tag Ketchup auf dem Speiseplan steht!

Tomatenketchup können sie auch ganz einfach selbst auf Vorrat machen! Füllen sie die Masse einfach noch warm in heiß ausgespülte Schraubdeckel-Flaschen, dann hält der Ketchup auch eine ganze Zeit frisch!

Aber auch die fertigen Salatdressings warten mit einer großen Menge enthaltenen Zuckers auf! Da greifen sie schon einmal zu einem gesunden Pausensnack oder Mittagessen und dann *„versaut“* ihnen dieses fertige Dressing alles!

Vor allem die als kalorienreduziert (light) geltenden *Fertig-Dressings* enthalten überdurchschnittlich viel Zucker (den light

Produkten wird mehr Zucker zugesetzt, für den Geschmack). In jedem Esslöffel Dressing steckt ein Esslöffel Zucker! **Da kann von gesund gar keine Rede mehr sein!**

Ein weiteres Lebensmittel, welches durch seinen überdurchschnittlichen Zuckergehalt ins Auge springt ist der **Fruchtjoghurt**! Sie können es kaum glauben, da uns Joghurt ja immer als „*gesund*“ verkauft wurde!

Doch, in 100g der süßen Milchspeise stecken immerhin rund 6 Stück Würfelzucker! Machen sie ihren Fruchtjoghurt deshalb lieber selbst: kaufen sie sich einen naturbelassenen Joghurt und pürieren sie dazu Früchte nach Wahl und Geschmack und mischen sie selbst!

Das ist nicht nur gesünder, es schmeckt

auch viel besser als die fertigen Joghurt aus dem Kühlregal!

Aber auch die Götterspeise enthält jede Menge Zucker! Gerade Kinder lieben die farbige, wabbelige Masse sehr! Doch, schauen sie sich einmal den Zuckergehalt des Wackelpuddings an, dann werden sie es sich zweimal überlegen, ob sie ihren Kindern Götterspeise zu essen geben! Ganze 8 Stücke Würfelzucker sind in 100g Götterspeise zu finden! **Alles andere, als ein gesunder Nachtisch!**

Setzen sie morgens auf ein gesundes Frühstück? Greifen sie zum Müsli, weil es ja so gesund ist? Gerade aber beim leckeren Schokomüsli müssen sie aufpassen: in 100g des Müslis können bis zu 6 Stücke Würfelzucker enthalten sein!

Greifen sie morgens lieber zu Haferflocken

und frischen Früchten, denn das ist dann wirklich gesund!

Sie lieben es mit ihren Freundinnen ein Glas Sekt zu trinken? Haben sie schon einmal überlegt, wie viel Zucker in einem Glas Sekt steckt? Nein? Es sind stolze 5g Zucker - in 100ml! Ein wahres Zuckerwasser!

Mama´s Rotkohl ist doch immer noch der Beste auf der ganzen Welt! Oft fehlt uns aber schlicht die Zeit, um diese leckere Speise selbst zuzubereiten! Oder aber, es will uns die Zubereitung nicht so echt gelingen. Dann greifen wir eben kurzerhand zum fertigen Rotkohl! Dieser muss nur noch erwärmt werden und schmeckt immer gleich!

Doch, **Vorsicht**: in 100g des leckeren zubereiteten Gemüses stecken immerhin rund 12 Stücke Würfelzucker! Eine Menge, die ihnen bestimmt den Appetit verdirbt! Rotkohl lässt sich übrigens auch prima einfrieren oder auch einwecken!

Instant-Tee sollte nach Möglichkeit auch eher selten auf ihrem Speiseplan stehen! Natürlich ist es nicht immer möglich, einen frisch gebrühten Tee zuzubereiten, doch, wenn sie den Zuckergehalt des vermeintlich gesunden Produktes sehen, dann werden sie das nächste Mal besser überlegen, ob sie zum Instant-Tee greifen oder sich lieber eine andere Alternative suchen! In ca. 20g des Teepulvers sind rund 18g Zucker enthalten (dieses Lebensmittel besteht also fast nur aus Zucker!).

Bereiten sie also ihre Lebensmittel lieber frisch zu und frieren sie diese ein, dann haben sie immer einen Vorrat parat und können sicher sein, keine versteckten Zuckerquellen auf dem Teller liegen zu haben.

Aber nicht nur zum süßen wird Zucker verwendet. Er ist nebenbei noch Geschmacksträger und Füllstoff für die industrielle Lebensmittelherstellung.

Zucker in Lebensmitteln bindet Wasser, so steigert er das Gewicht des Lebensmittels und es können so teurere Produkte, wie z. B. Obststücke bei der Herstellung eingespart werden. Auch verderben Lebensmittel mit hohem Zuckergehalt nicht so schnell.

Schauen sie sich nun die Zutatenliste eines Lebensmittels genauer an, so werden sie merken, dass, was als erstes aufgeführt ist auch am meisten enthalten ist.

Steht Zucker also auf der Zutatenliste ganz oben, so können sie davon ausgehen, dass Zucker am meisten enthalten ist in diesem Lebensmittel.

Nun wendet die Lebensmittelindustrie hier einen Trick an: sie verwenden nicht nur reinen Zucker, sondern auch noch andere Zuckerarten, die nicht auf Anhieb als solche für den Verbraucher zu erkennen sind.

Die Saccharose etwa (besteht aus einem Molekül Fructose und einem Molekül Glucose) ist der einfache Haushaltszucker (Raffinade). Dieser Zucker wird aus Zuckerrüben, Zuckerrohr oder der Zuckerpalme hergestellt.

Laktose ist nichts anderes als Milchzucker. Seine Zusammensetzung besteht aus 1 Molekül Glucose und einem Molekül

Galaktose. Gerade für Menschen mit Laktoseintoleranz ist dieser Zucker sehr problematisch! Diese können nämlich den Zucker nicht verstoffwechseln, reagieren darauf mit Blähungen und Durchfall.

Achtung: Die Endung -ose lässt immer auf einen Zucker schließen (Dextrose, Fructose, Laktose, Galaktose usw.). Beginnen die Zuckerarten mit „*Malto*“, so kann davon ausgegangen werden, dass sich auch hinter dieser Bezeichnung ein Zucker verbirgt!

Das Süßmolkenpulver fällt bei der Käseherstellung an. Dieses Nebenprodukt besteht zu über 70% aus Milchzucker (Laktose).

Der Invertzucker oder auch Invertzuckersirup genannt wird mittels Säure oder Enzym (die Invertase) aus der Saccharose hergestellt. Bei diesem Vorgang wird die Saccharose in ihre 2 Bausteine (Glucose und Fructose) gespalten. Das lässt den Invertzucker milder und fruchtiger schmecken. Früher wurde er auch gerne als *„Kunsthonig“* bezeichnet. In der Lebensmittelherstellung wird er gerne verwendet, weil er, ähnlich wie das **Glucosesirup**, nicht so schnell kristallisiert.

Der **Maissirup** oder auch **Stärkesirup** genannt, ist ein Zuckersirup, welcher durch Aufspaltung mittels Enzym entsteht. Er besteht aus Glucose und Fructose in Anteilen. Gerne wird er aus Mais (besonders günstig, Anbau wird subventioniert), Weizen oder aus Kartoffeln hergestellt. Verwendung findet er hauptsächlich in Pralinen oder Riegel.

Der nächste Zucker ist der Malzzucker oder auch Maltose genannt. Er entsteht etwa beim Bierbrauen. Malzzucker ist ein Abfallprodukt aus der Stärkeherstellung.

Als Letztes haben wir noch den Dicksaft. Gerade als der Agavendicksaft bei uns ein Trend wurde, da er als sehr viel gesünder als Zucker gilt, wurde dieses Urteil auch schon wieder revidiert! Dem normalen Haushaltszucker steht er dabei in fast nichts nach! Er besteht zu 80% aus Zucker und hat fast so viele Kalorien wie dieser!

Maissirup- süßer als Zucker

Maissirup ist bei uns in Deutschland noch nicht so gebräuchlich. Doch, in Amerika begegnet es einem in fast jeder Speise! Was ist das überhaupt, Maissirup? Aus was wird es gewonnen? Ist es gut oder schlecht für die Gesundheit? Wie sieht es mit den Langzeitfolgen aus, wenn täglich Maissirup konsumiert wird? Diesen Fragen gehen wir auf den Grund!

Maissirup ist ein Süßungsmittel, welches ezymatisch aus Maisstärke gewonnen wird. In Amerika wird dieser Stoff gerne mit den Abkürzungen GFS oder HFCS (high fructose corn syrup) bezeichnet, bei uns in Deutschland muss Maissirup erst ab einem Gehalt von 5% Fructosegehalt in der Zutatenliste deklariert werden.

Bei uns hat Maissirup die Bezeichnung Fructose-Glucose-Sirup oder Glucose-Fructose-Sirup, je nachdem, ob Glucose oder Fructose dominiert.

Die Süßkraft von Maissirup ist sehr viel höher, da sie aus Fructose resultiert. Die Süßkraft eines Sirups kann also durch Verminderung der Glucose bei gleichzeitiger Steigerung der Fructose deutlich erhöht werden. Zudem wird in Amerika der Anbau von Mais staatlich subventioniert, die Einfuhr von Zucker jedoch wird mit einem Einfuhrzoll belegt.

Folglich ist es für die Amerikaner billiger, wenn sie auf die Süßkraft von Maissirup setzen. Vorzugsweise wird Maissirup in Amerika zur Herstellung von Softdrinks und in Konserven genutzt. Der Amerikaner nimmt etwa 100g Fructose zu sich (im Durchschnitt). Das ist doppelt so viel wie der Europäer zu sich nimmt (im Durchschnitt).

Für die Gesundheit ist die Verwendung von Maissirup äußerst bedenklich. Da hier der Zucker mehrheitlich aus Fructose besteht wird er insulinunabhängig verstoffwechselt. Da aber das Insulin weitgehend für das Sättigungsgefühl zuständig ist und

Fructose, in größeren Mengen konsumiert, die Fetteinlagerung begünstigt können ernste Beeinträchtigungen der Gesundheit die Folge sein.

Zu diesen Erkrankungen zählen Fettleibigkeit (Adipositas), Übergewicht, Bluthochdruck, metabolisches Syndrom, Gicht und sogar Nierenschäden! Eine In-vitro-Studie der University of California in Los Angeles geht sogar so weit, dass hier davon ausgegangen wird, dass Krebszellen die Fructose für die Zellteilung und Zellreproduktion benutzen. Fructose kann, so die Studie, das Wachstum von Bauchspeicheldrüsenkrebs fördern.

Ist Zucker eine Droge?

Viele Menschen leiden bereits an einer Zuckersucht- und wissen es gar nicht! Es ist für sie normal, nach jedem Essen ein Dessert zu verspeisen, den ganzen Tag Softdrinks zu sich zu nehmen oder zwischendurch zum Schokoriegel zu greifen. Vielleicht macht ihr Körper das alles ja noch mit. Doch, es werden sich negative Folgen für die Gesundheit einstellen!

Ginge es nach einigen Wissenschaftlern, so müsste Zucker ähnlich wie eine harte Droge behandelt werden! Es müssten Aufdrucke auf die Verpackungen angebracht werden, welche vor den Folgen des Zuckerkonsums warnen. Ähnlich denen auf Tabakwaren. Hier würde aber die Lebensmittelindustrie schnell Amok laufen!

Stellen sie sich das doch einmal vor: Zucker könnten sie im Supermarkt nur noch an der Kasse erhalten. Auf jedem Zuckerpack würde das Bild eines ruinierten Herzen prangen, sie müssten sich mit ihrem Alter ausweisen. Unmöglich?

Nun, bei Tabakwaren ist das längst Standard! Aber, sie haben schon Recht, beim Zucker wäre das nicht vorstell- und praktizierbar! Es steckt zu viel Macht und Geld in der Lebensmittelindustrie!

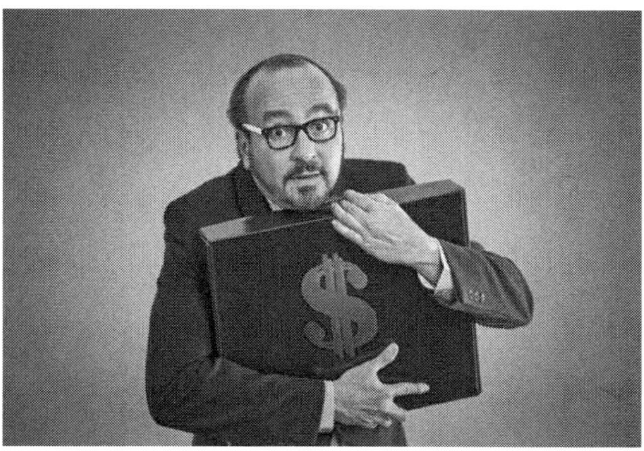

An dieser Stelle möchte ich ihnen etwas Wichtiges mit auf den Weg geben: Menschen kommen häufig zu mir uns sagen: *„So schlimm kann unsere Ernährung ja nicht sein, die Lebensmittelindustrie möchte uns ja schließlich keinen Schaden zufügen.“*

Ich gebe diesen Menschen an dieser Stelle natürlich recht. Ich glaube nicht, dass uns die Wirtschaft bewusst Schaden zufügen will. Allerdings ist es auch nicht ihr primäres Interesse Schaden von uns abzuwenden.

Auch Unternehmen Lebensmittelbranche sind Wirtschftsakteure, welche auch primär durch wirtschaftliche Interessen geleitet sind. Sie müssen Gewinne erzielen und sich am Markt gegenüber den Wettbewerbern behaupten.

Und wie könnte man besser Geld verdienen, als mit Produkten und Lebensmitteln, welche ein enormes Suchtpotential mit sich bringen und daher von Konsumenten immer und immer wieder gekauft werden?! Und spinnen wir das Spiel noch etwas weiter:

Eine gesunde Wirtschaft, die Geld verdient und innerhalb derer viele Menschen Arbeit haben und ihre Familien ernähren können, ist auch gut für unsere **politischen Akteure**, da diese sich damit rühmen können.

Was ich ihnen im Grunde damit nur sagen möchte: Seien sie sich bewusst, dass weder die Wirtschaft noch die Politik ein großes Interesse daran haben, uns ausschließlich unsere Gesundheit fördernde Lebensmittel zu verkaufen.

Ich weiß, es klingt etwas nach Verschwörungstheorie. Dennoch halte ich das oben dargestellt Szenario nicht für abwegig.

Aber das ist bei weitem kein Grund zu verzagen, sondern im Gegenteil: machen sie sich bewusst, dass die Entscheidung über ihre gesundheitliche Zukunft allein bei ihnen liegt und sie damit ihr eigenes Schicksal bestimmen können.

Nur sie entscheiden sich Tag für Tag dafür, was sie konsumieren und können entsprechend auch ihr Leben in die von ihnen gewünschten Bahnen lenken.

Macht uns Zucker nun süchtig?

Was lässt uns so gerne süße Dinge essen & woher rührt unser Verlangen nach Süßigkeiten?

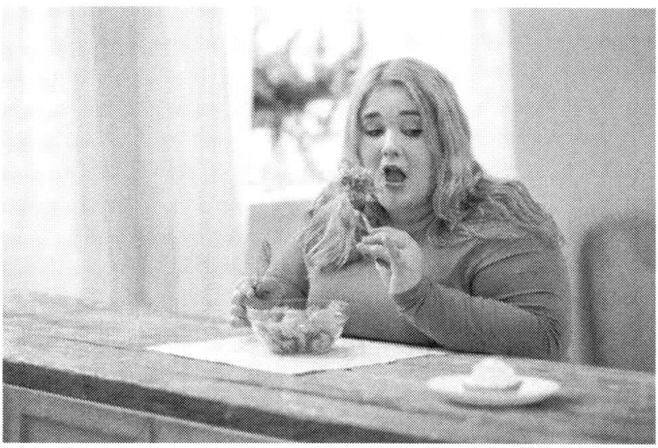

Sicher kennen sie das Phänomen: sie sind lecker essen oder haben ein leckeres, reichhaltiges Essen für ihre Lieben gekocht. Es schmeckt allen besonders gut, auch sie selbst greifen ordentlich zu. Sie fühlen sich nach dem Essen ausreichend gesättigt! Da kommt ihr Mann mit einem Stück Schokolade ums Eck!

Was tun sie? Können sie auf die Schokolade verzichten? Oder greifen sie, obwohl sie schon satt sind, doch zur süßen Versuchung? Sie denken an den zarten Schmelz, welcher die Schokolade auf ihrer Zunge hinterlässt. Sie erinnern sich an den süßen, besonderen Geschmack der Schokolade! Und schon steckt das Stück zwischen ihren Zähnen!

Sie können nicht nein sagen, so wie die meisten Menschen! Doch, gehen sie nicht zu hart mit sich ins Gericht! Dieses Verhalten ist angeboren! Bereits ganz frisch geborene Kinder reagieren auf eine süße Flüssigkeit mit einem Lächeln! Unsere Vorfahren lernten bereits, dass süße Früchte in der Regel nicht giftig sind und eine Menge Energie liefern. Dieses Wissen ist tief in unserem Unterbewusstsein verankert und lässt uns auch heute noch dementsprechend reagieren! Zudem löst Zucker eine bestimmte Reaktion in unserem Gehirn aus!

Das **Belohnungssystem** im Gehirn wird von Zucker aktiviert. Besonders in der Kombination mit Fett wird das Belohnungszentrum in unserem Gehirn sehr effektiv angeregt. Wir Menschen brauchen, damit wir uns rundherum wohl fühlen, Belohnungen.

Dies kann in Form von lobenden, anerkennenden Worten geschehen- oder aber mit dem Griff zu einem Stück Schokolade! Ihr Körper wird sie deshalb vermutlich immer dazu verleiten, zu etwas süßem zu greifen, damit sie sich wohl fühlen. Bei einer Sucht geschieht nichts anderes: **der Körper fordert seine Belohnung, um sich wohl zu fühlen!**

Ob man hier jedoch von einer Sucht, wie etwa nach Heroin oder Kokain reden kann, ist zu bezweifeln! Was sich aber zweifelsfrei sagen lässt, ist, dass Zucker ein ganz hervorragendes Mittel zur Belohnung ist. Es kann zu einem suchtähnlichen Verhalten führen.

Wenn sie also ständig das Verlangen nach Süßem verspüren und sagen: „*Ich brauche jetzt das Stück Schokolade unbedingt*“, dann sollten sie sich hinterfragen.

Sucht bedeutet ja nichts anderes, als dass man weiß, dass man damit dem Körper schadet, es einstellen möchte, aber schließlich nicht schafft. Rückfälle sind dann an der Tagesordnung, sie sind deprimiert, weil sie es nicht schaffen und belohnen sich dann mit dem nächsten Stück Schokolade! Und schon sind sie in einem Teufelskreis, aus dem ein Entkommen sehr schwierig ist!

Zucker macht nach derzeitigen Kenntnissen nicht süchtig. Es aktiviert aber das Belohnungssystem im Gehirn, was zu suchtähnlichem Verhalten führen kann, weshalb man auch von einer **Zuckersucht** sprechen kann!

Im nachfolgenden Kapitel werden wir genau hierauf näher eingehen.

Ursachen einer Zuckersucht

Die möglichen Ursachen einer Zuckersucht können meist sehr vielfältig sein. Hierbei können sowohl seelische bzw. psychische als auch körperliche Aspekte eine wichtige Rolle spielen.

Wissenschaftler unterscheiden grob drei verschiedene Gründe bzw. Ursachen für die Zuckersucht beim Menschen. Diese möchte ich ihnen im Folgenden näher erläutern:

Der Suchtstoff „Zucker"

Ähnlich wie bei anderen Suchtstoffen, wie z. B. Alkohol und Nikotin, kann auch Zucker in unserem Gehirn ein Ungleichgewicht zwischen den Botenstoffen **Serotonin** und **Dopamin** erzeugen. Serotonin und Dopamin gehören zu den Botenstoffen in unserem Gehirn, die unser Glücksempfinden und unser individuelles Wohlbefinden steuern.

Der Botenstoff **Dopamin** ist vor allem für unseren Antrieb und unsere Energie zuständig. Wollen wir im Leben etwas bewegen und vorankommen? Wollen wir loslegen, handeln und sind voller Energie und Vorfreude auf bestimmet Ereignisse und Menschen? Oder sind wir eher energielos, haben keinen Antrieb und verspüren auch keine Lust irgendetwas zu unternehmen? Genau diese Aspekte ihres Lebens werden von ihrem Dopaminspiegel gesteuert.

Der Gegenspieler des Dopamins ist das sogenannte **Serotonin**. Ist unser Dopaminspiegel hoch und wir haben voller

Energie und Tatendrang Dinge erfolgreich umgesetzt, kommt nun das Serotonin ins Spiel und setzt positive Gefühle und Emotionen in uns frei.

Im Gegensatz zum Dopamin sorgt dieser Botenstoff nämlich dafür, dass wir eher ruhig und gelassen, in Harmonie und Zufriedenheit durchs Leben gehen. Zusätzlich kann es auch negative Gefühle und Emotionen, wie bspw. Ängste und Sorgen, verringern.

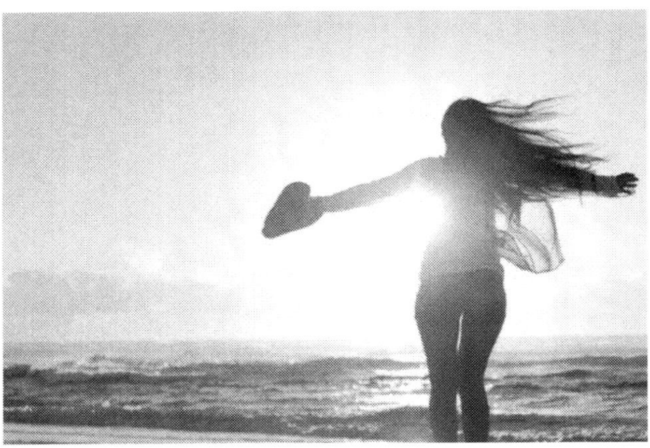

Wichtig zu wissen ist, dass beide Botenstoffe unseres Gehirns bestimmte Funktionen erfüllen und von daher wertvoll für uns Menschen sind.

Problematisch wird es nur, wenn das Gleichgewicht gestört wird und bspw. ein Mangel bei einem der Botenstoffe entsteht. Dies kann zur Folge haben, dass sie sich z. B. demotiviert und energielos (Dopaminmangel), oder ängstlich und chronisch unzufrieden und unglücklich (Serotoninmangel) fühlen.

Genau an diesem Punkt kommen nun Suchtstoffe, wie z. B. Zucker, ins Spiel. Denn besteht ein Mangel an einem der beiden Botenstoffe, versuchen wir die damit einhergehenden Emotionen und Gefühle durch den Konsum von Suchstoffen auszugleichen. Das heißt, dass wir gezielt durch solche Suchtstoffe unseren Serotonin- und Dopaminspiegel beeinflussen und unsere eigenen Emotionen und Gefühle damit steuern können.

Im Klartext: Wir können unserem Gehirn durch Suchstoffe manipulieren, so dass wir für kurze Zeit emotionale Zustände wie z. B. Glück, Zufriedenheit, Energie und Tatendrang empfinden. Und genau hier wird wieder der übermäßige Konsum von Zucker relevant: Wir hören alle ständig, dass uns ein Stück Schokolade glücklich macht.

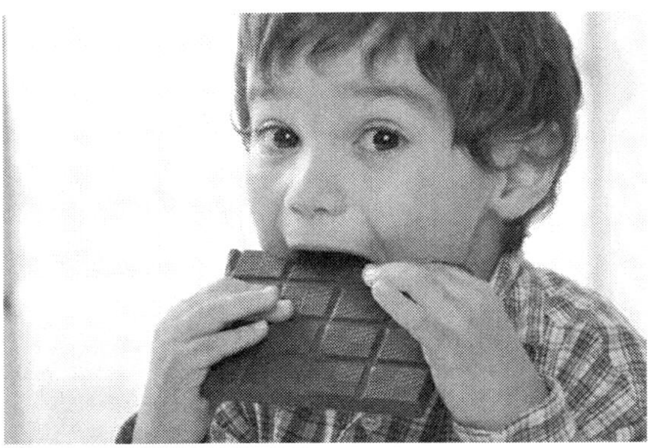

Aber wenn dem so ist, warum leiden dann nicht alle Menschen an einer Zuckersucht?

Menschen, bei denen sich Serotonin und Dopamin in einem Gelichgewicht befinden, neigen weniger dazu, Suchtstoffe von außen zuzuführen, um künstlich ihre Emotionen und ihre Gefühlslage zu verbessern.

Befinden sich allerdings unsere Botenstoffe in einem Ungleichgewicht, und empfinden wir bspw. einen Mangel an Glück und Zufriedenheit, werden wir eher dazu neigen, zu Suchtstoffen, wie z. B. Zucker, zu greifen. Das Ziel dabei ist es, unsere emotionale Leere zu füllen und den Zustand des Glücks zu empfinden.

Seelische Ursachen der Zuckersucht

Wie bereits in zahlreichen Studien nachgewiesen, kann auch unsere Seele die Ursache für eine Zuckersucht sein.

Als ich noch vor wenigen Jahren selbst zuckersüchtig war, konnte ich diese vor allem auf seelische Ursachen zurückführen. Ich hatte bereits seit meiner Jugend negative Verhaltensmuster mit dem Konsum von zuckerhaltigen Lebensmitteln erlernt. So habe ich Zucker vor allem gegessen, um mich selbst nach einem Erfolg zu belohnen, oder bspw. auch, um meiner schlechten Laune und meinem Frust Abhilfe zu verschaffen.

Dieses Verhalten habe ich dann im Verlaufe meines Lebens durch die ständige Wiederholung so stark konditioniert, dass es mich regelrecht in eine Zuckersucht führte. Das Resultat war hohes Übergewicht und dadurch ausgelöst, weitere Frustration. Man befindet sich in einem Kreislauf, aus dem ein Entkommen nahezu unmöglich erscheint.

Falls auch sie an einer Zuckersucht leiden, möchte ich ihnen mit diesen Worten auch Hoffnung & Zuversicht mit auf den Weg geben:

Denn ich selbst habe es geschafft, diese Zuckersucht zu überwinden und habe dadurch nach vielen Jahren auch endlich mein Wunschgewicht erreicht. Dadurch, dass ich selbst diese Erfahrung machen „durfte“, konnte ich diesen Wandel auch bei anderen Menschen herbeiführen. Dies sogar deutlich schneller als bei mir, da ich durch meine eigenen Erfahrungen genau wusste, welche psychologischen Hebel ich ansetzen musste.

Unser Blutzuckerspiegel

Wie bereits zuvor angedeutet, bestimmt unser Blutzuckerspiegel den Anteil der Glucose in unseren Blutbahnen. Schwankungen dieses Blutzuckerspiegels können sowohl Ursache als auch die Folge eines erhöhten Zuckerkonsums sein.

Ja, auch wenn das im ersten Augenblick etwas paradox klingt, ist genau dies der Fall: Ernähren wir uns überwiegend von zuckerhaltigen Lebensmitteln, führt dies zu einem Anstieg unseres Blutzuckerspiegels, was langfristig zahlreiche unerwünschte Folgen mit sich bringen kann.

Zum einen kann der Anstieg des Blutzuckerspiegels bspw. den Heißhunger erhöhen und dadurch den Konsum von zuckerhaltigen Lebensmitteln weiter verstärken. Es entsteht der oben bereits erwähnte *Teufelskreis*, der sich selbst im Laufe der Zeit verstärkt und aus dem eine Flucht für die meisten Betroffenen sich als sehr schwierig herausstellt.

Anzeichen einer Zucker- sucht

Wie wir oben gesehen haben, können wir noch so sehr auf unseren Zuckerkonsum achten, die Lebensmittelindustrie kann uns einen Strich durch unsere Rechnung machen! Die Zutatenlisten werden schnell undurchsichtig, bei all den verschiedenen Namen und Bezeichnungen für Zucker!

Befürchten sie nun, dass sie auf dem besten Weg in eine Zuckersucht sind, dann können sie anhand dieser Anzeichen erkennen, ob dies auch tatsächlich der Fall ist.

Haben sie ständig Gelüste auf Süßes? Das könnte ein erstes Zeichen einer beginnenden Zuckersucht sein! Durch den rasanten Anstieg des Blutzuckerspiegels beim Verzehr von Süßem und dem raschen Abfall von diesem nach der Mahlzeit fühlen sie einen ständigen Drang nach noch mehr süßem. Ein Teufelskreis beginnt, aus dem der Ausstieg wirklich schwierig ist!

Sie nehmen sich vor, nur ein Stück der Schokolade zu essen und plötzlich ist die ganze Tafel weg? Sie können sich bei zuckerhaltigen Lebensmitteln einfach nicht mehr bremsen!

Wenn sie wissen wollen, ob sie bereits zuckersüchtig sind, hinterfragen sie ihren Zuckerkonsum:

Essen sie täglich Süßes, Brot aus hellem Mehl, Chips oder andere zuckerhaltige Dinge?

Essen sie häufig zur Belohnung?

Haben sie oft Gelüste auf Süßes?

Bekommen sie schlechte Laune, wenn sie nicht das zu essen bekommen, nach was es sie verlangt?

Haben sie ein schlechtes Gewissen nach dem Verzehr von Ungesundem?

Schwankt ihr Gewicht um mehr als 3kg?

Denken sie oft über ihr Gewicht und Essen nach?

Würden sie gerne abnehmen, schaffen es aber nicht, weil die Gelüste nach Süßem zu groß sind?

War einer ihrer Elternteile alkohol- oder zuckersüchtig?

Wenn sie mehr als 3 Fragen mit einem „Ja“ beantworten, so sind sie zumindest gefährdet, in eine Zuckersucht zu rutschen und sollten sich dieser Gefahr bewusst sein!

Wege aus der Zuckersucht

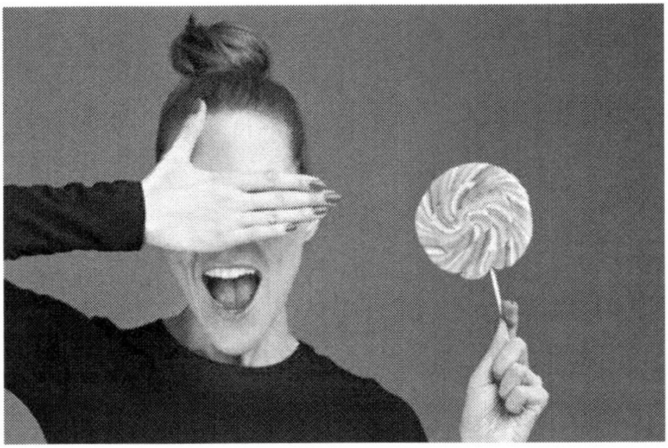

Kontrollieren sie ihren Zuckerverbrauch ab jetzt ganz genau! Streichen sie sofort sämtliche Softdrinks und gesüßten Säfte von ihrem Speiseplan! Trinken sie stattdessen lieber Mineralwasser (für den Geschmack können sie einen Tropfen Zitrone oder auch ein Minzblatt dazu geben). Trinken sie mindestens 1,5 Liter Medium Mineralwasser oder Stilles. Das lässt den Hunger erst gar nicht richtig aufkommen.

Lesen sie beim Einkaufen die Zutatenlisten auf den Verpackungen! Wenn sie zu Fertigprodukten greifen, dann schließen sie aus, dass industriell verarbeitete Zuckersorten, sowie auch Fructose, Laktose und Glukose, enthalten sind. Alle Produkte, welche diese Zuckerarten enthalten lassen sie bitte im Regal liegen!

Sorgen sie für gesunde Naschereien! Gehen sie in den Bio-Laden oder ins Reformhaus und kaufen sie ungezuckerte Süßigkeiten! Dies können etwa Energieriegel, Algenriegel oder Fruchtschnitten sein. Achten sie genau auf die Zutatenliste! Es soll kein Zucker enthalten sein, auch kein Vollzucker!

Es wird eine Weile dauern, bis sich ihr Körper auf diese neue Art der Nascherei eingestellt hat. Ist ihr Körper aber erst einmal an diese Süßigkeiten gewöhnt und sie essen aus Versehen eine Süßigkeit mit herkömmlichem Zucker, so werden sie feststellen, dass ihnen dies zu süß schmeckt.

Setzen sie auf gesunden Zuckerersatz! Wenn sie nicht so ganz ohne Zucker und Süße leben können oder wollen, so suchen sie sich eine gesunde Alternative, wie etwa Stevia, Xylit, Kokosblütenzucker, Honig, oder Melasse. Meiden sie den weißen, raffinierten Zucker um jeden Preis!

Frühstücken sie nichts Süßes! Setzen sie beim Frühstücken möglichst auf etwas Herzhaftes! Meiden sie auch Alkohol und Koffein! Diese lassen den Blutzuckerspiegel schwanken und können für Heißhungerattacken und Phasen der Unterzuckerung verantwortlich sein.

Würzen sie sparsam! Nehmen sie keine

fertigen Würzmischungen! Gerade nach einem sehr herzhaften Essen steigt bei vielen Menschen die Lust auf Süßes! Würzen sie daher moderat und setzen sie lieber auf frische Kräuter und natürliche Gewürze!

Wenn dies alles nicht wirklich hilft und sie immer noch Gelüste auf Süßes verspüren, dann spülen sie ihren Mund mit einer xylithaltigen Mundspülung! Das lässt sie wenigstens die Süße schmecken, ohne dabei ihren Körper zu belasten!

Weitere Tipps & Tricks

Trinken nur Wasser und nichts anderes!

Dies ist einer der größten Fehler, den die meisten Menschen machen. Sie trinken Softdrinks und Co. und führen ihrem Körper damit Kalorien zu, die keinerlei positiven Eigenschaften mit sich bringen. Weder sind sie sättigend, noch gut für unsere Gesundheit. Mein Tipp: Kaltes, stilles Wasser mit einem Hauch Zitronensaft. Dies habe ich mir angewöhnt und verspüre seither auch keine Lust mehr auf zuckerhaltige Softdrinks.

Kleiner Exkurs:
An dieser Stelle möchte ich noch kurz auf das besonders wichtige Thema der optimalen Flüssigkeitszufuhr für unseren Körper eingehen. Die deutsche Gesellschaft für Ernährung (DGE) empfiehlt mindestens 1,5 Liter Wasser pro Tag zu trinken.

Wobei die DGE auch darauf hinweist, dass bei körperlich anstrengender Arbeit oder bei sportlicher Aktivität zusätzlich 0,5-1,0 Liter Wasser pro Stunde notwendig seien. Wichtig ist, dass diese Richtwerte nicht mit der insgesamt aufgenommenen Wassermenge verwechselt werden dürfen. Da wir zusätzlich noch über unsere Nahrung Wasser aufnehmen, liegt die Flüssigkeitszufuhr also insgesamt höher.

Je nach verzehrter Nahrungsmittel und -menge liegt diese bei ca. 2 - 2,5 Litern pro Tag. Als Getränke werden Wasser, Kräuter- oder Früchtetees (ohne Zuckerzusätze) sowie Saftschorlen im Verhältnis 25% (Saft) zu 75% (Wasser) empfohlen.

Ersetzen sie künstliche- durch natürliche Lebensmittel!

Dieser Punkt liegt mir ganz besonders am Herzen, da ich mich selbst früher fast ausschließlich von industriell hergestellten Fertigprodukten ernährt habe. Diese geben unserem Körper meist keinerlei Mikronährstoffe, sättigen uns nicht und machen uns abhängig. **Also weg damit!**

Übernehmen sie Selbstverantwortung

Wie bereits erwähnt, enthält selbst ein Lebensmittel, welches vermeintlich als gesund gelten, meist zahlreiche chemische Zusatzstoffe. Diese machen uns langfristig krank und bieten unserem Körper keinerlei Mehrwert. Für die Industrie dienen sie aber als günstige Geschmacksverstärker und Füllstoffe. Der Verbraucher bleibt wie immer leider auf der Strecke.

Daher ist es mir so wichtig, dass sie Selbstverantwortung übernehmen und sich die Zutatenliste der Lebensmittel genau anschauen und entsprechend gut abwägen, was sie einkaufen und was sie lieber im Regal liegen lassen.

Ersetzen schlechte Gewohnheiten durch gute Gewohnheiten!

Unser Leben besteht aus lauter Gewohnheiten. Egal wer wir heute sind und was wir gerade tun, all das ist ein Ergebnis unserer Gewohnheiten der letzten Jahre. Ändern sie diese und ersetzen sie schlechte- durch positive Gewohnheiten. Ersetzen sie das morgendliche Schoko-Croissant durch ein gesundes Müsli, welches ihnen genügend Energie für ihren Tag gibt.

Nachdem wir uns in diesem Kapitel mit

den Wegen aus der Zuckersucht beschäftigt haben, erhalten sie als Dankeschön für ihr Vertrauen im nachfolgenden Kapitel den versprochenen Bonus von mir.

Bonus: Das Experiment! Bin ich zuckersüchtig?

Ihnen könnte das nicht passieren? Sie haben ihren Zuckerkonsum im Griff! Um dies zu unterstreichen, machen sie doch ein kleines Experiment!

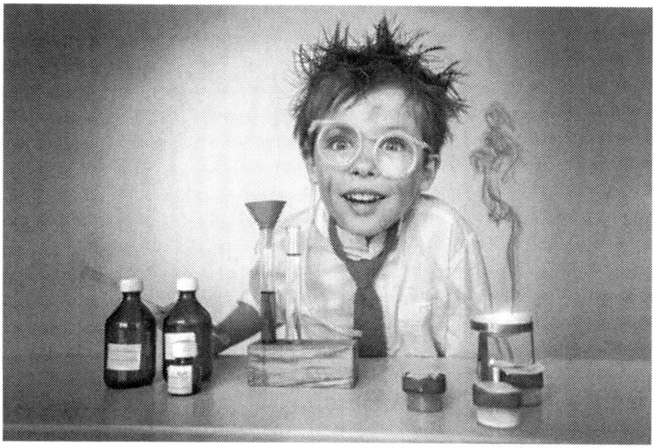

Streichen sie sämtlichen Zucker von ihrem Speiseplan, 3 Wochen lang! Können sie das durchhalten? Können sie auf Kuchen,

Marmelade, Schokolade, Softdrinks oder Bonbons in dieser Zeit verzichten? Schauen sie auch nach den versteckten Zuckerquellen!

Okay, dann lassen sie uns starten!

Verbannen sie alle Produkte aus ihrer Küche, von denen sie wissen, dass sie Zucker enthalten. Weg mit der Zuckerdose, Joghurt an die Nachbarn verschenken und den Ketchup gleich dazu!

Nun startet Tag 1 ihres Experiments:

Wie fühlen sie sich, nach Tag 1 des Zuckerverzichtes? Sie sind gereizt? Brüllen den Hund ohne Grund an? Sie sind fahrig, können sich schlecht konzentrieren?

Eigentlich wollen sie das Experiment am liebsten gleich beenden. Aber zuckersüchtig? Sie? Niemals!

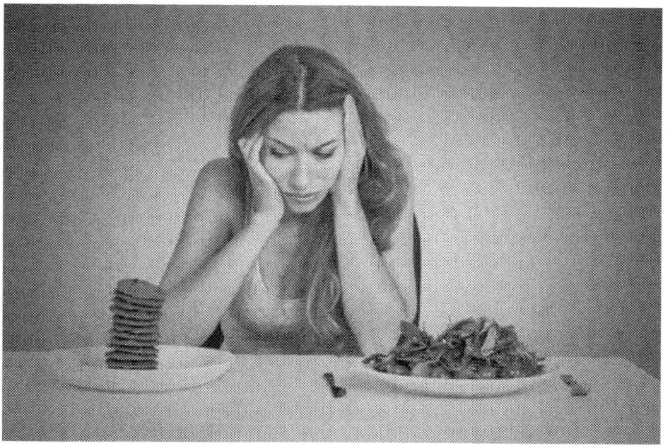

Also, dann los, zu Tag 2 ohne Zucker!

Der Zucker dominiert ihre Gedanken! Sie sind launisch und antriebslos? Sie können keine Werbung für Schokolade im TV sehen, ohne gleich wahnsinnige Gelüste darauf zu bekommen? Halten sie noch ein paar Tage bei ihrem Experiment durch!

Tag 3 schließlich offenbart es sich:

Sie können nicht ohne Zucker leben! Sie schleichen sich heimlich in das Café an der Ecke und essen heimlich süße Teilchen? Sie haben sich nicht mehr unter Kontrolle und würden für etwas Zuckerhaltiges fast jemanden umbringen?

Ähnliches Verhalten kann man auch bei Süchtigen auf Entzug beobachten! Das Verlangen nach der Substanz wird allumfassend und nimmt unseren Lebensmittelpunkt ein!

Wie kann nun ein Ausstieg aus der Zuckersucht erfolgen? Ist es so wie bei einer Tabakentwöhnung, man geht zum Arzt und dieser findet dann gemeinsam mit dem Patienten einen Weg aus der Sucht.

Falls ihnen tatsächlich der oben genannte Ablauf bekannt vorkommt, sollten sie nicht damit Spaßen! Denken Sie, dass sie selbst einen Weg aus dieser Zuckersucht finden? Dann beginnen Sie bitte damit, lieber heute als morgen.

Falls sie sich allerdings nicht im Stande fühlen, diese Zuckersucht allein zu bewältigen, bitte ich sie von Herzen einen Arzt aufzusuchen und diesen um Rat zu bitten.

Fazit & meine persönliche Empfehlung

Lieber Leser, liebe Leserin, in diesem Ratgeber sind wir zunächst auf die Grundlagen des Zuckers eingegangen.

Hierbei haben wir uns im Verlaufe dieses Ratgebers von der Entstehung über die Geschichte bis hin zu den verschiedenen Zuckerarten ein umfassendes Bild über die Grundlagen des Zuckers gemacht. Anschließend sind wir auf die unterschiedlichen Formen von Kohlenhydraten eingegangen und haben uns die Unterschiede zwischen guten und schlechten Kohlenhydraten angeschaut.

Wir sind weiterhin darauf eingegangen, welche Folgen ein übermäßiger Zuckerkonsum haben kann und wie uns die Lebensmittelindustrie den Weg in ein zuckerfreies Leben, bspw. mit *undurchsichtigen* Zutatenlisten auf Verpackungen, erschwert.

Wir haben uns auch angeschaut, welche Ursachen eine Zuckersucht haben kann und welche Wege es gibt einer solchen Zuckersucht zu entkommen.

Liebe Leserin, lieber Leser, der Begriff **Zuckersucht** ist in Deutschland noch nicht in aller Munde, obwohl schon viele Menschen davon betroffen sind. Daher haben sie mit der Lektüre dieses Ratgebers einen wichtigen Schritt in die richtige Richtung gemacht. Sie kennen nun die wichtigen Grundlagen dieser Thematik und sind sich der Problematik dieses Themas bewusst.

Sie haben sich selbst und ihren Zuckerkonsum reflektiert: Wenn auch sie bei sich die oben beschriebenen Symptome beobachten können, so hinterfragen sie sich und ihren Zuckerkonsum einmal!

Machen sie das kleine Experiment und staunen sie über die Folgen! Gehen sie in Zukunft bewusst durch die Welt und schauen auch einmal etwas genauer hin!

Dann wird ihnen der versteckte Zucker keine Sorgen bereiten und ihr Körper wird es ihnen durch mehr Gesundheit und Vitalität danken!

Ich möchte diesen Ratgeber mit einem Zitat von Tony Robbins, einem der erfolgreichsten Coaches für Persönlichkeitsentwicklung, beenden:

„Ich bin im Laufe der Zeit zu einer Überzeugung gelangt, dir mir in extrem harten Zeiten sehr weitergeholfen hat: Was Gott uns nicht gleich gewährt hat, muss ER uns nicht zwangsläufig auf immer und ewig verwehren. Was kurzfristig unrealisierbar erscheint, lässt sich langfristig unter Umständen durchaus verwirklichen, sofern man über Beharrlichkeit verfügt. Um Erfolg zu haben, müssen wir uns dazu zwingen, stets langfristig zu denken."

Wenn sie also zuckerfrei leben wollen, dann schaffen sie das, genau wie auch ich es geschafft habe. Ganz egal, wie häufig dieses Vorhaben auch in der Vergangenheit gescheitert ist.

Wir glauben an sie, also glauben sie auch selbst an sich!

Wir bedanken uns herzlichst bei ihnen,

Susanne Schrader & Dein Ernährungs-coach

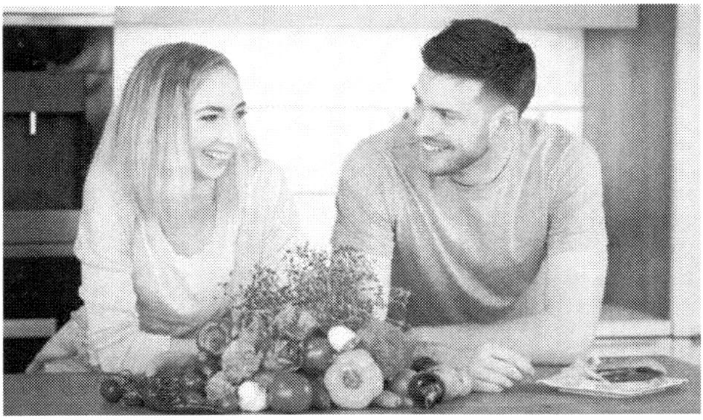

Literaturempfehlungen

Einer meiner erfolgreichsten Ratgeber: **Intervallfasten**: Schnell und gesund abnehmen und effektiv fett verbrennen durch intermittierendes Fasten!

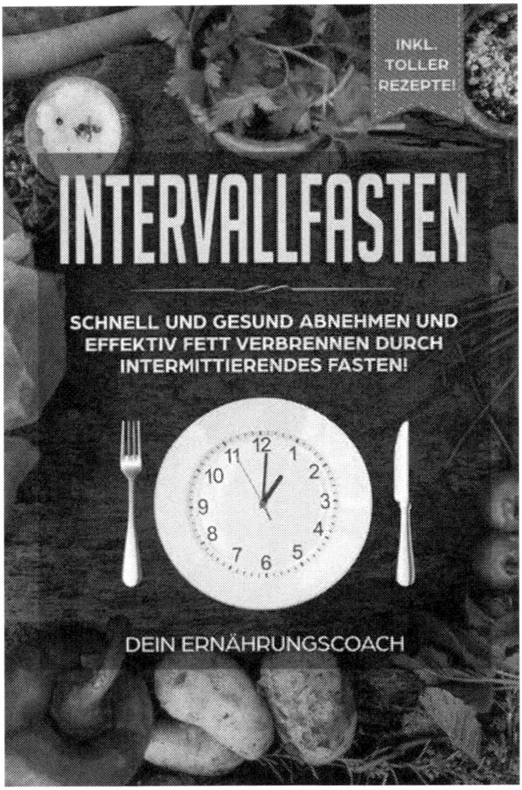

Auch diesen Ratgeber findest du direkt bei Amazon!

In diesem Ratgeber erfährst du alles, was du über das Thema Intervallfasten wissen musst und wie du damit schnell und gesund und vor allem dauerhaft abnehmen kannst.

Zusätzlich zum Thema Intervallfasten möchte ich dir mein Buch *„**Fett verbrennen am Bauch** - Die Wahrheit über Abnehmen & Fett verbrennen am Bauch, Stoffwechsel beschleunigen, Bauchfett loswerden & Intervallfasten“* empfehlen.

In diesem Werk habe ich mich speziell dem Thema der lokalen Fettverbrennung gewidmet und zeige auf, warum ausgerechnet zu diesem Thema sehr viele Unwahrheiten in der Öffentlichkeit kursieren.

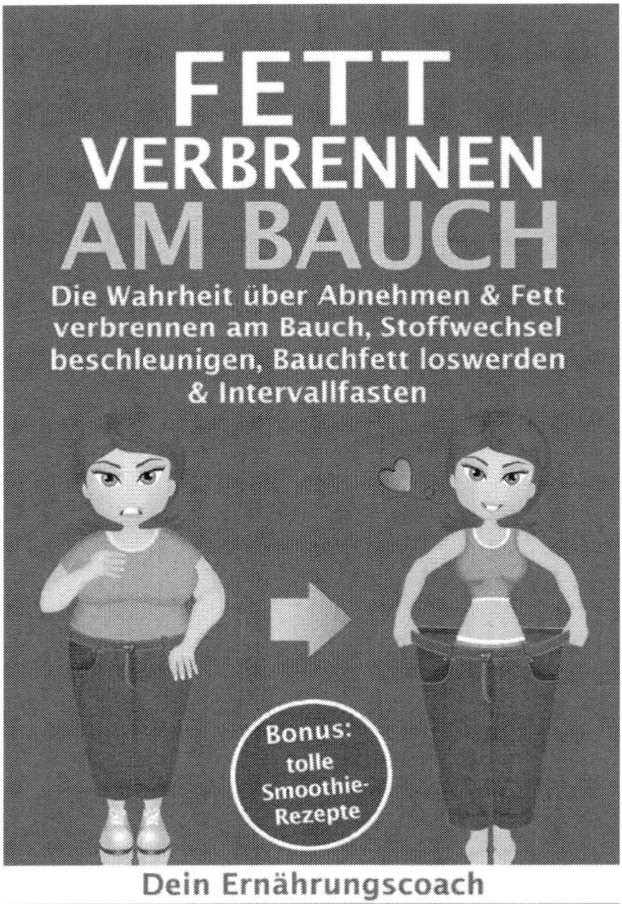
FETT
VERBRENNEN
AM BAUCH
Die Wahrheit über Abnehmen & Fett verbrennen am Bauch, Stoffwechsel beschleunigen, Bauchfett loswerden & Intervallfasten
Bonus: tolle Smoothie-Rezepte
Dein Ernährungscoach

Als Nächstes möchte ich dir meinen grünen Ratgeber vorstellen: „*Stoffwechsel beschleunigen*“. In diesem Ratgeber gehe ich noch tiefer auf das Thema Stoffwechsel ein und zeige dir alles was Du über dieses Thema wissen musst.

Von den Grundlagen, bis hin zu Strategien, die wirklich funktionieren, um deinen Stoffwechsel zu beschleunigen und schnell und gesund abzunehmen.

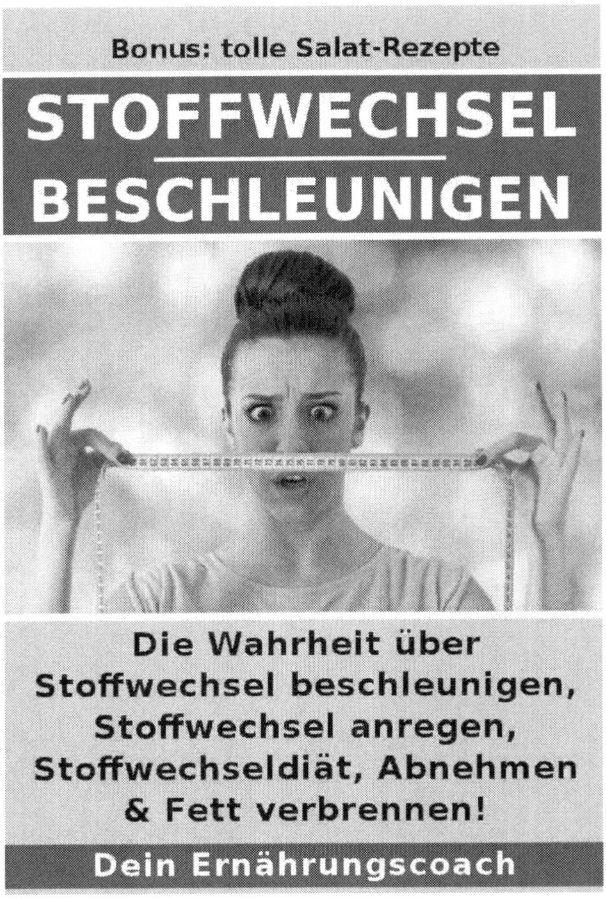
Bonus: tolle Salat-Rezepte
STOFFWECHSEL
BESCHLEUNIGEN
Die Wahrheit über Stoffwechsel beschleunigen, Stoffwechsel anregen, Stoffwechseldiät, Abnehmen & Fett verbrennen!
Dein Ernährungscoach

Als Letztes möchte ich dir noch meinen orangenen Ratgeber vorstellen:

„**Schnell abnehmen & Fett verbrennen:** *Die Wahrheit über schnell abnehmen & Fett verbrennen ohne Diät & Hungern!*“

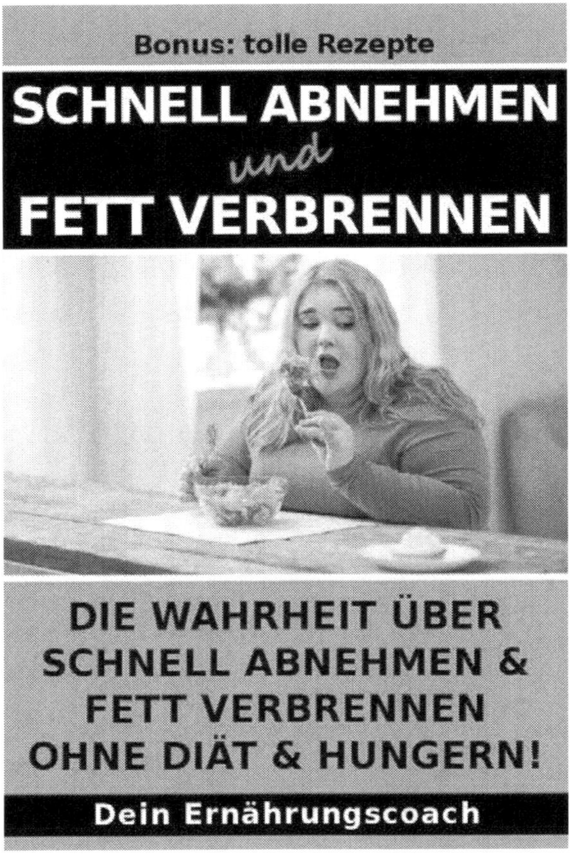
Bonus: tolle Rezepte
SCHNELL ABNEHMEN
und
FETT VERBRENNEN
DIE WAHRHEIT ÜBER
SCHNELL ABNEHMEN &
FETT VERBRENNEN
OHNE DIÄT & HUNGERN!
Dein Ernährungscoach

Literaturverzeichnis

Voll verzuckert - That Sugar Book: Wie uns die Lebensmittelindustrie dick macht und für dumm verkauft. Wege aus der Zuckerfalle (Damon Gameau)

Zuckerfrei: Zuckerfreie Ernährung - Alternativen zum Haushaltszucker (Esther Schmitz)

ZUCKERFREI: Volksdroge Zucker – Die zuckerfrei Diät - Entgiftung für Körper und Geist, Abnehmen mit der Zucker-Detox-Challenge (Stefanie Keller)

Ohne Zucker zum Hingucker: Wie Du deine Zuckersucht beenden und deinen Stoffwechsel ganz einfach beschleunigen kannst - Zuckerfrei in nur 7 Tagen (Sophie Süss)

Zuckerfrei leben: Zuckerfrei für immer in nur 7 Tagen & Zuckersucht beenden durch zuckerfreie Ernährung (Adam Harms)

Das Robbins Power Prinzip: Befreie die innere Kraft (Anthony Robbins)

Impressum

Coverfoto & Grafiken: depostiphotos.com

Haftungsausschluss: Die Benutzung dieses Buches und die Umsetzung der darin enthaltenen Informationen erfolgt ausdrücklich auf eigenes Risiko. Haftungsansprüche gegen den Autor für Schäden materieller oder ideeller Art, die durch die Nutzung oder Nichtnutzung der Informationen bzw. durch die Nutzung fehlerhafter und/oder unvollständiger Informationen verursacht wurden, sind grundsätzlich ausgeschlossen. Rechts- und Schadensersatzansprüche sind daher ausgeschlossen. Das Werk inklusive aller Inhalte wurde unter größter Sorgfalt erarbeitet. Der Autor übernimmt jedoch keine Gewähr für die Aktualität, Korrektheit, Vollständigkeit und Qualität der bereitgestellten Informationen. Druckfehler und Falschinformationen können nicht vollständig ausgeschlossen werden. Der Au-

 Covergestaltung, Abbildungen & Herausgeber: Adem Bayrak, Am Mühlengraben 22, 38440 Wolfsburg, adem.bayrak@gmx.de,

Notizen

Notizen

Notizen

33053618R00085

Printed in Poland
by Amazon Fulfillment
Poland Sp. z o.o., Wrocław